RAINER NOWACK

Notfallhandbuch Giftpflanzen

Springer
*Berlin
Heidelberg
New York
Barcelona
Budapest
Hongkong
London
Mailand
Paris
Singapur
Tokio*

Rainer Nowack

Notfallhandbuch Giftpflanzen

Ein Bestimmungsbuch
für Ärzte und Apotheker

Mit 103 Abbildungen

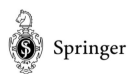 Springer

Dr. RAINER NOWACK
Neckarstraße 3
68259 Mannheim

ISBN 3-540-64205-6 Springer-Verlag Berlin Heidelberg New York

Die Deutsche Bibliothek - CIP-Einheitsaufnahme
Nowack, Rainer: Notfallhandbuch Giftpflanzen: ein Bestimmungsbuch für Ärzte und Apotheker /
Rainer Nowack. – Berlin; Heidelberg; New York; London; Barcelona; Mailand; Paris; Singapur;
Tokio: Springer, 1998
  ISBN 3-540-64205-6

Dieses Werk ist urheberrechtlich geschützt. Die dadurch begründeten Rechte, insbesondere die der Übersetzung, des Nachdrucks, des Vortrags, der Entnahme von Abbildungen und Tabellen, der Funksendung, der Mikroverfilmung oder der Vervielfältigung auf anderen Wegen und der Speicherung in Datenverarbeitungsanlagen, bleiben, auch bei nur auszugsweiser Verwertung, vorbehalten. Eine Vervielfältigung dieses Werkes oder von Teilen dieses Werkes ist auch im Einzelfall nur in den Grenzen der gesetzlichen Bestimmungen des Urheberrechtsgesetzes der Bundesrepublik Deutschland vom 9. September 1965 in der jeweils geltenden Fassung zulässig. Sie ist grundsätzlich vergütungspflichtig. Zuwiderhandlungen unterliegen den Strafbestimmungen des Urheberrechtsgesetzes.

© Springer-Verlag Berlin Heidelberg 1998
Printed in Slovenia

Die Wiedergabe von Gebrauchsnamen, Handelsnamen, Warenbezeichnungen usw. in diesem Werk berechtigt auch ohne besondere Kennzeichnung nicht zu der Annahme, daß solche Namen im Sinn der Warenzeichen- und Markenschutzgesetzgebung als frei zu betrachten ären und daher von jedermann benutzt werden dürften.

Produkthaftung: Für Angaben über Dosierungsanweisungen und Applikationsformen kann vom Verlag keine Gewähr übernommen werden. Derartige Angaben müssen vom jeweiligen Anwender im Einzelfall anhand anderer Literaturstellen auf ihre Richtigkeit überprüft werden.

Einbandgestaltung: F. Steinen-Broo, Estudio Calamar, Pau, Spanien
Satz: Bernd Reichenthaler, Springer-Verlag, Heidelberg
SPIN: 10545183   14/3133 – 5 4 3 2 1 0 – Gedruckt auf säurefreiem Papier

Vorwort

Die Idee zu diesem Buch entstand während meiner Assistenzarztzeit am Krankenhaus Hetzelstift in Neustadt a.d. Weinstraße.

In der Notambulanz wurden mehrfach kleine Kinder vorgestellt, die beim Spielen Früchte gegessen hatten und deren Eltern besorgt waren, daß es sich um giftige Früchte handelte. Jedesmal konnte ich die mitgebrachten Früchte als harmlos identifizieren.

Mir wurde klar, wieviel Unsicherheit bezüglich möglicher Giftigkeit bei vielen meiner botanisch nicht vorgebildeten Kollegen angesichts der Vielzahl von einheimischen und eingeführten Pflanzen mit attraktiven Früchten bestehen mußte. Unter den auf dem Markt befindlichen Büchern über Giftpflanzen fand ich keines, das für botanische Laien eine rasche und sichere Identifizierung von Früchten erlaubte. Diese Lücke soll das vorliegende Buch schließen.

Ich habe hierzu Bestimmungshilfen entworfen, die man sonst in keinem Pflanzenbuch findet. Die benutzte Terminologie setzt sich im Interesse von Allgemeinverständlichkeit und praktischer Anwendbarkeit in den Bestimmungsschlüsseln über alle botanischen Fachbegriffe hinweg.

Ich bin außerdem das Wagnis eingegangen, die Vielzahl der in Frage kommenden Pflanzen nach dem Ausmaß der Giftigkeit einzuteilen. Hierzu habe ich mich auf die in der Literatur mitgeteilten Erfahrungen verlassen. Diese Einteilung soll helfen, den Gefährdungsgrad des Patienten schnell abzuschätzen, was besonders in einer betriebsamen Notfallambulanz hilfreich ist.

Diese Einteilung nach der Giftigkeit birgt auch Gefahren. Keinesfalls sollte der Benutzer allein aufgrund des Bestimmungsergebnisses mit diesem Buch auf weitere Konsultation von Fachkundigen oder Überwachung insbesondere von Kindern verzichten. Eine überwachungsbedürftige Symptomatik kann auch nach Genuss einer nur gering-toxischen Pflanze auftreten, wenn sie in großer Menge aufgenommen konsumiert wurde.

Für Hinweise bei der Abfassung des Buchs danke ich Herrn Prof. Dr. W. Hempel, Dresden und Herrn Dr. T. Mager vom Springer-Verlag. Eine kritische Durchsicht des Manuskripts verdanke ich Dr. D. Fliser und Dr. T. Fliser, Heidelberg sowie Frau Dr. J. Cyrus, Ludwigshafen. Herrn M. Bußmann, Gevelsberg danke ich für einige von ihm zur Verfügung gestellte Fotographien.

Die wichtigsten Ratschläge für die Abfassung dieses Buchs habe ich von meinem Vater erhalten, der die Texte mit großer Sorgfalt und viel Interesse besonders bezüglich ihrer Allgemeinverständlichkeit geprüft hat. Ihm verdanke ich auch meine nicht endende Begeisterung für die Botanik. Leider hat er die Drucklegung dieses Buchs nicht mehr erlebt.

Mannheim, im Juni 1998   RAINER NOWACK

Inhalt

| Kapitel 1 | Einführung .... 1 |

    Was dieses Buch will 1
    Welche Pflanzen werden behandelt? 1
    Welche Pflanzen werden nicht behandelt? 2
    Wie wird die Giftigkeit der Pflanzen bewertet? 2
    Welche Angaben zur Behandlung der Vergiftung
    werden gemacht? 2

| Kapitel 2 | Hinweise zur Benutzung des Buches .... 5 |

    Allgemeine Voraussetzungen 5
    Bestimmungsablauf 6
    Fallbeispiel zur schnellen Identifizierung
    einer möglicherweise giftigen Pflanzen 8
    Erläuterung der botanischen Terminologie 10

| Kapitel 3 | Bestimmungsschlüssel .... 17 |

    Bestimmungsschlüssel A
    bei Ingestion von Früchten 19

    Bestimmungsschlüssel B
    bei Ingestion grüner Pflanzenteile 46

Bestimmungsschlüssel C
bei Ingestion von Wurzeln 51

Bestimmungsschlüssel D
bei Ingestion von Zierpflanzen im Hause
(Zimmerpflanzen und Schnittblumen)
und Balkonpflanzen 57

Kapitel 4 Beschreibungen der Pflanzen 61

Pflanzen mit hohem Giftgehalt
(Kategorie I) 61

Pflanzen mit geringem bis mittelschwerem Giftgehalt
(Kategorie II) 119

Pflanzen mit geringem oder fehlendem Giftgehalt
(Kategorie III) 204

Kapitel 5 Anhang 251

Welche Pflanzen sind giftig? 251

Welche Inhaltsstoffe der Pflanzen sind giftig? 251

Therapie der Pflanzenvergiftungen 260

Kapitel 6 Weiterführende Literatur 263

Kapitel 7 Giftinformationszentren
der Bundesrepublik Deutschland 265

Sachverzeichnis 267

Einführung

Was dieses Buch will

Dieses Buch soll auf schnelle und einfache Weise die sichere Erkennung von Giftpflanzen und ihre Unterscheidung von ähnlichen ungiftigen Pflanzen ermöglichen.

Bei einer vermuteten Pflanzenvergiftung steht die sichere Pflanzenerkennung am Anfang des ärztlichen Handelns und bereitet gleichzeitig die größten Probleme. Die Literatur über einheimische Giftpflanzen aus dem Blickwinkel von Pharmazeuten oder Botanikern hilft häufig nicht weiter, da sie nicht auf die Probleme der Pflanzenbestimmung hinweist und ähnliche ungiftige Pflanzen nicht berücksichtigt.

Im Zweifel nimmt der Arzt aus Vorsicht eine giftige Art an und führt unter Umständen eine nicht indizierte Therapie durch.

Welche Pflanzen werden behandelt?

Behandelt werden die höheren Giftpflanzen Deutschlands. Das Buch deckt auch das an Deutschland angrenzende Gebiet Mitteleuropas ab. Giftpflanzen, die ausschließlich südlich der Alpen vorkommen und in Deutschland nicht kultiviert werden, wurden nicht berücksichtigt. Neben den eigentlichen Giftpflanzen werden giftverdächtige Pflanzen berücksichtigt und die zahlreichen ungiftigen Pflanzen, die zu Unrecht für giftig gehalten werden und häufiger Anlaß für ärztliche Konsultationen sind. Es handelt sich meist um Pflanzen mit für den Verzehr attraktiven Früchten, darunter viele Zierpflanzen. Neben den einheimischen Pflanzen werden Zierpflanzen in Garten und Haus in den Bestimmungsschlüsseln und den Beschreibungen besonders berücksichtigt.

Welche Pflanzen werden nicht behandelt?

Pilze werden in diesem Buch nicht behandelt. Auch die übrigen niederen Pflanzen, d. h. Moose, Flechten und Algen werden nicht behandelt.

Wie wird die Giftigkeit der Pflanzen bewertet?

Die Einschätzung der Giftigkeit einer Pflanze und damit der Gefährdung des Patienten ist für ein sinnvolles, angemessenes Handeln des Arztes von größter Bedeutung. Leider ist das Problem der toxikologischen Bewertung bei vielen Pflanzen ungelöst. Dennoch ist im Beschreibungsteil aufgrund der in der Literatur mitgeteilten Erfahrungen eine Einteilung der behandelten Pflanzen in folgende drei Kategorien vorgenommen worden.

! **Pflanzen mit hohem Giftgehalt** (Kategorie I)

Diese Pflanzen führen bei Aufnahme nur geringer Mengen zu einer schweren Vergiftung. Schnelle therapeutische Maßnahmen sind erforderlich. (Pflanzen der Kategorie I mit ausgeprägter Toxizität werden in den Bestimmungsschlüsseln mit einem **!** gekennzeichnet)

Pflanzen mit geringem bis mittelschwerem Giftgehalt (Kategorie II)

Eine schnell einsetzende kritische Gefährdung des Patienten mit schweren Organschäden ist nur bei Ingestion größerer Mengen zu erwarten.

Pflanzen mit geringem oder fehlendem Giftgehalt (Kategorie III)

Diese Pflanzen und insbesondere ihre auffälligen Früchte werden häufig konsumiert und führen daher zu Konsultationen.

Welche Angaben zur Behandlung der Vergiftung werden gemacht?

Die Therapie der Pflanzenintoxikationen wird im Beschreibungsteil dargestellt. Die Angaben beruhen auf Standardlehrbüchern der Toxikologie. Einzelne neuere therapeutische Gesichtspunkte aus Publikationen der letzten Jahre wurden hinzugefügt, wenn sie wichtig erschienen. Die Therapie ist nicht Schwerpunkt dieses Buches! Im Zeitalter einer weltweiten Datenerfassung und der Verfügbarkeit dieser Daten über on-line Dienste ist es ein geringes Problem, therapeutisch auf dem neuesten Stand zu sein. Der Arzt wird durch die Giftnotrufzentralen unterstützt, deren Adressen im Anhang angegeben sind. Die Inanspruchnahme dieser Dienste setzt aber zunächst die richtige Artdiagnose voraus. Die Artdiagnose soll dieses Buch ermöglichen.

Hinweise zur Benutzung des Buches 2

Allgemeine Voraussetzungen

Vor Einstieg in den Bestimmungsschlüssel ist es wichtig, sich über die Qualität einer vorliegenden Pflanzenprobe klar zu werden.

Günstig ist es, wenn die konsumierten Pflanzenteile vorliegen, nicht etwa nur die Blätter eines Strauchs, von dem die Beeren gegessen wurden. In den Schlüsseln wird nach Merkmalen der konsumierten Pflanzenteile gefragt. Eine Pflanze ist um so zweifelsfreier zu identifizieren, je vollständiger sie vorliegt. Dies bedeutet bei Kräutern die gesamte Pflanze mit Wurzeln und Blüten oder Früchten. Im Falle von Bäumen und Sträuchern sollte ein Teil eines Astes mit mehreren vollständigen Blättern und Blüten oder Früchten vorhanden sein. Angaben über den Wuchsort sollten so genau wie möglich erfragt werden.

Folgende Fragen helfen, die Qualität einer Pflanzenprobe einzuschätzen.

1. Sind alle Pflanzenteile von der gleichen Pflanze? Mitunter werden Blüten und Blätter verschiedener Pflanzen kombiniert.
2. Sind die Blätter oder Blüten komplett? Blättchen aus großen zusammengesetzten Blättern können für einzelne Blätter gehalten werden. Ähnliches gilt für Einzelblüten oder -früchte aus zusammengesetzten Blüten- bzw. Fruchtständen.
3. Ist die Pflanzenprobe unversehrt? Es werden z. T. völlig untypische Pflanzenproben mit Veränderungen aufgrund von Insektenfraß oder Parasitenbefall oder durch Kümmerwuchs vorgelegt. Vermieden werden kann das Problem durch Beurteilung mehrerer Früchte bzw. Blätter.

Für den Fall, daß vom Patienten keine Pflanzenprobe vorgelegt wird, muß der Bestimmungsschlüssel aufgrund der Angaben von Patient oder Angehörigen bearbeitet werden.

Bestimmungsablauf

Die Identifizierung der Pflanzen soll durch die Kombination des Bestimmungsresultates im Bestimmungsschlüssel mit der Überprüfung im Beschreibungsteil (einschließlich Abbildung) gelingen.

Ausklappschema. Der Bestimmungsablauf beginnt mit dem Ausklappschema (am Buchende).

In diesem Schema findet der Benutzer den für die jeweilige Pflanzenprobe geeigneten Bestimmungsschlüssel.

Je nachdem, welches Pflanzenteil konsumiert wurde, erfolgt die Entscheidung zu einem der folgenden Bestimmungsschlüssel:

- Bestimmungsschlüssel A (Früchte)
- Bestimmungsschlüssel B (grüne Pflanzenteile)
- Bestimmungsschlüssel C (Wurzeln)
- Bestimmungsschlüssel D (Zierpflanzen)

Innerhalb des Bestimmungsschlüssels A für Früchte muß man sich weiter für einen der folgenden Bestimmungsschlüssel entscheiden:
- Bestimmungsschlüssel 0 (Samen)
- Bestimmungsschlüssel 1 (Schoten)
- Bestimmungsschlüssel 2-11 (beerenartige Früchte) und
- Bestimmungsschlüssel 12 (Kapseln)

Die große Zahl der beerenartigen Früchte können in den Bestimmungsschlüsseln 2-11 bestimmt werden. Nach Fruchtfarbe, Fruchtgröße und Anzahl der Kerne wird der geeignete Schlüssel in dem Ausklappschema angewählt.

Aufbau der Bestimmungsschlüssel

Die in Frage kommenden Pflanzen werden schrittweise mit den Bestimmungsschlüsseln durch eine Abfolge von Entscheidungsebenen eingegrenzt. Auf jeder Ebene führt die Entscheidung entweder zur nächsten Entscheidungsebene oder zu Pflanzen, die im Beschreibungsteil anhand von Text und Bild zu überprüfen sind.

Selten steht eine einzige Pflanzenart am Ende des Bestimmungsablaufs, in der Regel sind mehrere in Frage kommende Arten im Beschreibungsteil zu überprüfen. Diese mangelnde Genauigkeit in der Aufschlüsselung hat den Vorteil, daß der Schlüssel ohne Fragen nach komplizierten Merkmalen auskommt, die den Arzt in der Notfallsitutation überfordern.

Die Handhabung der Schlüssel ist in der Praxis sehr einfach, da der Benutzer an jeder Stelle konkret erfährt, wie er fortfahren muß.

Die Berücksichtigung von einer Pflanzenart in verschiedenen Bestimmungsschlüsseln und ihre Auflistung unter mehreren sich ausschließenden Alternativen der Bestimmungsschlüssel scheint zunächst widersprüchlich zu sein. Tatsächlich wird damit der Variationsbreite der Pflanzen Rechnung getragen und es wird vermieden, daß nur typisch- und voll-entwickelte und reife Pflanzen mit den Schlüsseln erkannt werden. Die Bestimmungsschlüssel ermöglichen, daß z.B. unreife Tollkirschen unter den grünen und kleiner kirschgroßen Früchten durchaus bestimmt werden können, obwohl die reife Frucht blauschwarz und kirschgroß ist. Auch leicht mögliche Mißdeutungen des Aussehens werden auf diese Weise berücksichtigt: ein verholzter Strauch kann leicht als Staude verkannt werden, wenn nur unverholzte Abschnitte aus der Blütenregion vorliegen.

Stark giftige Pflanzen werden durchgehend mit ! hervorgehoben. Die Angabe sämtlicher möglicher Arten auf jeder Ebene soll die Abkürzung des Bestimmungsablaufs durch den Zugriff auf die Einzelbeschreibungen jederzeit erlauben. Wenn auf einer Entscheidungsebene nur noch zwei Pflanzen der gefährlichen Kategorie A aufgelistet sind und diese durch direkte Konsultation des Beschreibungsteils auszuschließen sind, so ist für den Arzt sehr viel gewonnen!

Beschreibungen der Pflanzen

In den Bestimmunsschlüsseln und im Beschreibungsteil werden morphologische Merkmale der Pflanzen genannt. Bewußt werden zu ihrer Beschreibung keine botanischen Fachtermini verwandt, sondern das allgemein verbreitete Verständnis der Begriffe zu Grunde gelegt.

So wird die Benutzung des Buches für jedermann möglich, wissenschaftlich wird mancher Begriff aber inkorrekt angewandt.

Beispielsweise wird nach der Anzahl der „Kerne" innerhalb einer Frucht gefragt. Dabei bleibt unberücksichtigt, daß es sich in dem einen Fall um Samen und in einem anderen Fall um Einzelfrüchte innerhalb einer Sammelfrucht handelt. Auch die Begriffe Hülse und Schote werden z.T. botanisch inkorrekt benutzt, meist wird fälschlicherweise der viel geläufigere Begriff Schote benutzt.

Nachfolgend werden einige häufig benutzte Begriffe erläutert.

Fallbeispiel
zur schnellen Identifizierung
einer möglicherweise giftigen Pflanze

Eine Frau kommt in die Notfallambulanz der Klinik oder in die Apotheke. Sie bringt einen Zweig eines Nadelbaums mit roten Beeren mit, dessen Früchte von ihrem Kind versehentlich gegessen wurden.

Es stellt sich nun für den Arzt oder Apotheker die Frage, ob diese Beeren giftig sind, wenn ja, in welchem Ausmaß und welche therapeutischen Maßnahmen ergriffen werden müssen.

Vorgehensweise

Zunächst wird der geeignete Bestimmungsschlüssel im **Ausklappschema** angewählt.

Grundsätzlich wäre die Bestimmung über die Früchte und über die ebenfalls vorliegenden grünen Pflanzenteile möglich.

Wir entscheiden uns für den Bestimmungsschlüssel A für Früchte.

Dem Pfeil nach rechts folgend erreichen wir im Ausklappschema die vier Gruppen von Bestimmungsschlüsseln für Früchte, unter denen wir die Bestimmungsschlüssel 2–11 für beerenartige Früchte anwählen.

Dieser Schlüssel zweigt sich weiter nach den Merkmalen Fruchtgröße, Fruchtfarbe und der Anzahl der in der Frucht enthaltenen Kerne auf.

Unsere Frucht ist etwas größer als eine Erbse, aber sicher kleiner als eine Kirsche, die Farbe ist leuchtend-rot und sie enthält einen nicht völlig vom Fruchtfleisch eingeschlossenen braunen Kern.

Entsprechend entscheiden wir uns für den Schlüssel 2 auf S. 23.

Auf Seite 23 ankommend erkennen wir, daß bereits die Wahl dieses Schlüssels 2 die Anzahl der in Frage kommenden Pflanzen deutlich eingeschränkt hat. Alle Pflanzenarten sind zu Beginn des Schlüssels aufgelistet.

! Eibe (*Taxus baccata*)   S. 61
! Seidelbast (*Daphne mezereum*)   S. 63
! Rizinus (*Ricinus communis*) (braune bohnenförmige Samen)   S. 72
  Schneeball-Arten (*Viburnum spec.*)   S. 147
  Traubenholunder (ein bis mehrere Kerne) (*Sambucus racemosa*)
    S. 212
  Hartriegel (*Cornus mas*)   S. 221

Goldblatt (*Aucuba japonica*) S. 223
Weißdorn (*Crataegus spec.*) S. 234

Wichtig ist außerdem die Information, daß sich unter den möglichen Pflanzen drei hochgiftige Pflanzen befinden.

Die Diagnose der vorliegenden Pflanze wird jetzt im Bestimmungsschlüssel fortgesetzt. Ein anderer möglicher Weg wäre es, rasch im Beschreibungsteil unter den drei hochgiftigen Pflanzen nachzusehen und die Abbildungen mit dem vorliegenden Pflanzenmaterial zu vergleichen.

Im Bestimmungsschlüssel geht es jetzt folgendermaßen weiter

1   a. Staude mit großen, handförmig gelappten Blättern
       und endständigem, rispenartigen Fruchtstand
    ! Rizinus (*Ricinus communis*) (braune bohnenförmige Samen)
       (braune bohnenförmige Samen)   S. 72   → **Kap. 4**

    oder

    b. Baum oder Strauch   → **2**

2   Nadelbaum mit beerenartigen Früchten,
    die eine dunklen Kern einschließen.
    ! Eibe (*Taxus baccata*) S. 61   → **Kap. 4**

Die Pflanze ist identifiziert: Eibe (*Taxus baccata*).
Die Identifizierung muß im Kapitel 4 anhand der Beschreibung und Abbildung überprüft werden. Dort finden sich weitere Hinweise auf Verwechslungsmöglichkeiten und Therapiehinweise.

Erläuterung der botanischen Terminologie

Beschreibung der Wuchsform

a) *Baum*
   verholzte Pflanze
b) *Strauch*
   kleiner Baum
c) *Kraut und Staude*
   nicht verholzte, höchstens an der Basis verholzende Pflanze

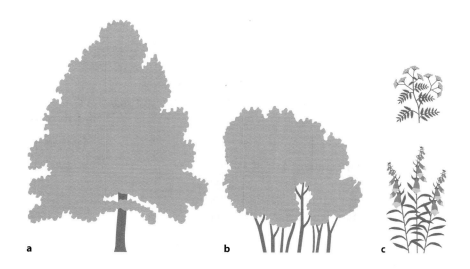

Beschreibung des Blatts

Ungeteilt: Blatt nicht aus mehreren Einzelblättchen zusammengesetzt und nicht über die Blattmitte hinaus eingeschnitten

Zusammengesetzt: aus Einzelblättchen zusammengesetzte Blätter oder durch tiefe Blatteinschnitte zusammengesetzt erscheinende Blätter.

Die zusammengesetzten Blätter werden weiter unterteilt in:
a) *gefiederte Blätter (paarig-unpaarig),*
   hier paarige Fiederung ohne Endplättchen
b) *handförmig geteilte Blätter*
c) *dreizählige Blätter*

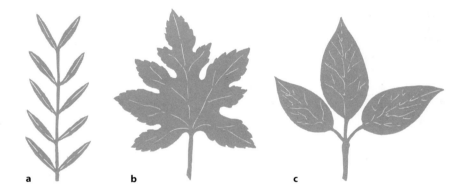

Blattformen

a) *eiförmig*
b) *umgekehrt eiförmig*
c) *lanzettlich*
d) *linealisch*
e) *mit herzförmigem Blattgrund*
f) *mit Öhrchen*

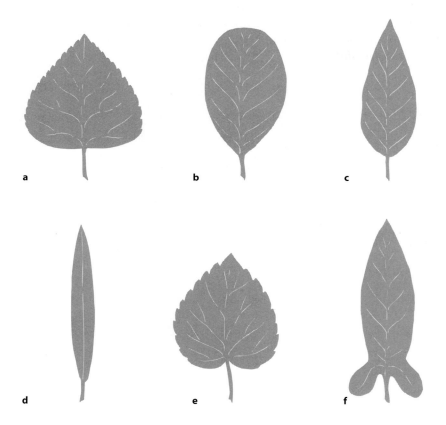

Hinweise zur Benutzung des Buches **13**

Blattstellung

a) *wechselständig*
b) *gegenständig*
c) *quirlständig*

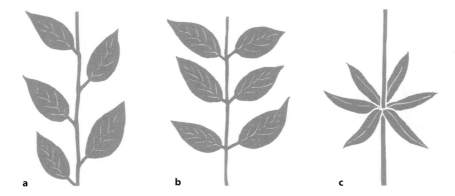

Beschreibung der Blüten (bzw. Frucht-) stände

a) *Blütentraube*
b) *Dolde*
c) *Kolben*
d) *Rispe*

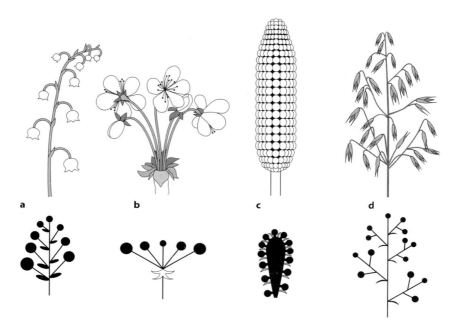

Beschreibung der Frucht

a) *Beerenartige Früchte*
Fruchtfleisch fleischig, mehlig oder saftig. Darin eingeschlossen sind Steinfrüchte, Apfelfrüchte und saftige Sammelfrüchte wie die Erdbeere. Bei der Nuß ist das Fruchtfleisch hart.

b) *Schoten /Hülsen*
die (aus einem Fruchtblatt entstehenden) bohnenartigen Früchte der Schmetterlingsblütler (*Fabaceae*) sind gemeint. Botanisch korrekt heißen die im Zusammenhang mit Vergiftungen bedeutungslosen Früchte der Kreuzblütler (*Cruciferae*) Schoten oder Schötchen.

c) *Kapseln*
nicht schoten- oder beerenartige Früchte in zahlreichen Formen. Nach der Öffnungsweise sind verschiedene Formen zu unterscheiden, wie Deckelkapsel, Porenkapsel, Spaltkapseln (Stechäpfel) und Balgfrüchte (Eisenhut).

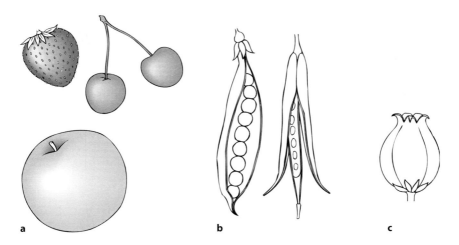

a   b   c

Beschreibung der Wurzel

a) *Knolle*
b) *Rübe*
c) *Zwiebel*
   aus schalenartigen oder dachziegelartigen Blattanlagen zusammengesetzt

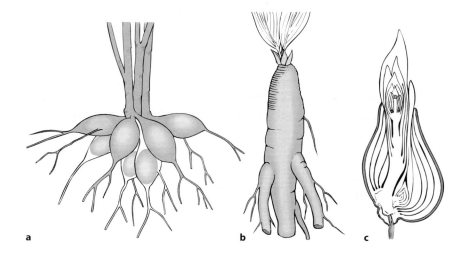

Kapitel 3

Bestimmungsschlüssel 3

Bestimmungsschlüssel A
bei Ingestion von Früchten 19

Bestimmungsschlüssel B
bei Ingestion grüner Pflanzenteile 46

Bestimmungsschlüssel C
bei Ingestion von Wurzeln 51

Bestimmungsschlüssel D
bei Ingestion von Zierpflanzen im Hause 57

Bestimmungsschlüssel A:
bei Ingestion von Früchten

Samen

Bestimmungsschlüssel 0

Mohn- bis graupengroßer Samen aus sich öffnenden kapselartigen Früchten, grün, braun oder schwarz

> ! Schlaf-Mohn *(Paparer somniferum)* S. 86
> ! Bilsenkraut *(Hyoscyamus niger)* S. 81
> ! Tabak *(Nicotiana tabacum)* S. 83
> ! Stechapfel *(Datura stramonium)* S. 77
> ! Eisenhut *(Aconitum napellus)* S. 88
> ! Weißer Germer *(Veratrum album)* S. 91
> ! Fingerhut *(Digitalis purpurea)* S. 96
> ! Oleander *(Nerium oleander)* S. 101
> ! Herbstzeitlose *(Colchicum autumnale)* S. 116
>   Christrose, Nieswurz *(Helleborus spec.)* S. 180

Es erfolgt keine weitere Differenzierung nach Samenmerkmalen. Die Bestimmung muß anhand der grünen Pflanzenteile oder der ganzen Frucht erfolgen.

Schoten

Bestimmungsschlüssel 1

Früchte mit schotenartigem Aussehen

! Goldregen (*Laburnum anagyroides*) S. 69
Robinie (*Robinia pseudacacia*) S. 156
Ginsterarten (*Cytisus spec.* und *Genista spec.*) S. 153
Blauregen (*Wistaria sinensis*) S. 162
Erbsenstrauch (*Caragana spec.*) S.160
Blasenstrauch (*Colutea arborescens*) S. 161
Gartenbohne (*Phaseolus spec.*) S. 150
Gartenwicke (*Lathyrus odoratus*) S. 158
Saubohne (*Vicia faba*) S. 155
Lupinenarten (*Lupinus spec.*) S. 152

1 a. Schoten eines Baums oder aufrechten oder windenden Strauchs → 2
! Goldregen (*Laburnum anagyroides*)
Robinie (*Robinia pseudacacia*)
Ginsterarten (*Cytisus spec.* und *Genista spec.*)
Blauregen (*Wistaria sinensis*)
Erbsenstrauch (*Caragana spec.*)
Blasenstrauch (*Colutea arborescens*)

oder

b. Schoten eines Krauts → 5
Gartenbohne (*Phaseolus spec.*)
Gartenwicke (*Lathyrus odoratus*)
Saubohne (*Vicia faba*)
Lupinenarten (*Lupinus spec.*)

**2 a. Kräftige Schoten eines windenden Strauchs
 in vielfrüchtigen herabhängenden Fruchttrauben**
 Blauregen (*Wistaria sinensis*) S. 162 → **Kap. 4**

 oder

b. Baum oder aufrechter Strauch → **3**
! Goldregen (*Laburnum anagyroides*)
 Robinie (*Robinia pseudacacia*)
 Ginsterarten (*Cytisus spec.* und *Genista spec.*)
 Erbsenstrauch (*Caragana spec.*)
 Blasenstrauch (*Colutea arborescens*)

3 a. Schoten in vielfrüchtigen herabhängenden Trauben → **4**
! Goldregen (*Laburnum anagyroides*)
 Robinie (*Robinia pseudacacia*)

 oder

**b. Schoten in seitlichen Fruchtständen
 mit wenigen Einzelfrüchten**
 Ginsterarten (*Cytisus spec.* und *Genista spec.*) S. 153
 Erbsenstrauch (*Caragana spec.*) S. 160
 Blasenstrauch (*Colutea arborescens*) S. 161 → **Kap. 4**

**4 a. Schoten meist nur bis 6 cm lang, jung seidig behaart,
 später kahl werdend,
 Strauch mit 3zähligen Blättern**
! Goldregen (*Laburnum anagyroides*) S. 69 → **Kap. 4**

 oder

**b. Kahle Schoten meist länger als 5 cm,
 Baum mit unpaarig gefiederten Blättern**
 Robinie (*Robinia pseudacacia*) S. 156 → **Kap. 4**

**5 a. Schoten in lang gestielten Fruchtständen herabhängend,
an Bohnen oder Erbsen erinnernd,
sehr viel länger als breit**
Gartenbohne *(Phaseolus spec.)*   S. 150
Gartenwicke (*Lathyrus odoratus*) S. 158   → **Kap. 4**

oder

**b. Schoten kürzer und gedrungen, behaart, kurz gestielt,
nicht windender Kräuter**
Saubohne (*Vicia faba*)   S. 155
Lupinenarten (*Lupinus spec.*)   S. 152   → **Kap. 4**

Beerenartige Früchte

Bestimmungsschlüssel 2

Beerenartige Früchte, rot, braun oder gelb.
Früchte kleiner als kirschgroß, ein Kern

> ❗ Eibe (*Taxus baccata*) S. 61
> ❗ Seidelbast (*Daphne mezereum*) S. 63
> ❗ Rizinus (*Ricinus communis*) (braune bohnenförmige Samen) S. 72
> Schneeballarten (*Viburnum spec.*) S. 147
> Traubenholunder (*Sambucus racemosa*) (ein bis mehrere Kerne) S. 212
> Hartriegel (*Cornus mas*) S. 221
> Goldblatt (*Aucuba japonica*) S. 223
> Weißdorn (*Crataegus spec.*) S. 234

1 a. Staude mit großen, handförmig gelappten Blättern und endständigem, rispenartigem Fruchtstand
   ❗ Rizinus (*Ricinus communis*)
   braune bohnenförmige Samen S. 72   → **Kap. 4**
   oder
 b. Baum oder Strauch   → **2**

2 a. Nadelbaum mit becherartigen Früchten, die einen dunklen Kern einschließen
   ❗ Eibe (*Taxus baccata*) S. 61   → **Kap. 4**
   oder
 b. Laubbaum (o. Strauch)   → **3**

3 a. Strauch mit aufrechten, rutenförmigen Zweigen, Beeren den Zweigen im oberen Teil dicht ansitzend
   ❗ Seidelbast (*Daphne mezereum*) S. 63   → **Kap. 4**
   oder
 b. Strauch sparrig verzweigt, Früchte in deutlich gestielten Fruchtständen, seitlich oder an den Zweigenden   → **4**

**4 a. Fruchstände dicht, dolden- oder traubenartig,
mit sehr vielen Früchten, endständig an den Zweigen**
Schneeballarten (*Viburnum spec.*)   S. 147
Traubenholunder (*Sambucus racemosa*)
(ein bis mehrere Kerne)   S. 212 → **Kap. 4**

oder

**b. Strauch, Fruchtstände locker,
mit wenigen bis fast kirschgroßen, eiförmigen Früchten**
Hartriegel (*Cornus mas*)   S. 221
Goldblatt (*Aucuba japonica*)   S. 223
Weißdorn (*Crataegus spec.*)   S. 234 → **Kap. 4**

Bestimmungsschlüssel 3

**Beerenartige Früchte, Fruchtfarbe rot, braun oder gelb,
Früchte deutlich kleiner als kirschgroß, mehrere Kerne**

! Rote Zaunrübe (*Bryonia dioica*)   S. 103
! Maiglöckchen (*Convallaria majalis*)   S. 99
Bittersüßer Nachtschatten (*Solanum dulcamara*)   S. 135
Stechpalme (*Ilex aquifolium*)   S. 122
Heckenkirsche (*Lonicera spec.*)   S. 143
Geißblatt (*Lonicera periclymenum*)   S. 142
Korallenbeere (*Symphoricarpus orbiculatus*)   S. 215
Gemeiner Schneeball (*Viburnum opulus*)   S. 147
Pfaffenhütchen (*Evonymus spec.*)   S. 163
Schmerwurz (*Tamus communis*)   S. 169
Aronstab (*Arum maculatum*)   S. 165
Sumpfcalla (*Calla palustris*)   S. 165
Schattenblume (*Maianthemum bifolium*)   S. 129
Bocksdorn (*Lycium spec.*)   S. 205
Berberitze (*Berberis vulgaris*)   S. 216
Traubenholunder (*Sambucus racemosus*)   S. 212
Zwergmispel (*Cotoneaster spec.*)   S. 231
Eberesche/Vogelbeere (*Sorbus spec.*)   S. 232
Weißdorn (*Crataegus spec.*)   S. 234

Beerenartige Früchte **25**

Feuerdorn (*Pyracantha coccinea*) S. 235
Felsenbirne (*Amelanchier spec.*) S. 236
Skimmie (*Skimmia japonica*) S. 244
Sanddorn (*Hippophae rhamnoides*) S. 241
Bärentraube (*Arctostaphylos* spec.) S. 246
Rote Johannisbeere (*Ribes rubrum*) S. 226
Spargel (*Asparagus officinalis*) S. 243

1 a. Baum oder Strauch → **2**
    Stechpalme (*Ilex aquifolium*)
    Heckenkirsche (*Lonicera spec.*)
    Geißblatt (*Lonicera periclymenum*)
    Bittersüßer Nachtschatten (*Solanum dulcamara*)
    Korallenbeere (*Symphoricarpus orbiculatus*)
    Gemeiner Schneeball (*Viburnum opulus*)
    Pfaffenhütchen (*Evonymus spec.*)
    Bocksdorn (*Lycium spec.*)
    Berberitze (*Berberis vulgaris*)
    Traubenholunder (*Sambucus racemosus*)
    Zwergmispel (*Cotoneaster spec.*)
    Eberesche/Vogelbeere (*Sorbus spec.*)
    Weißdorn (*Crataegus spec.*)
    Feuerdorn (*Pyracantha coccinea*)
    Felsenbirne (*Amelanchier spec.*)
    Skimmie (*Skimmia japonica*)
    Sanddorn (*Hippophae rhamnoides*)
    Bärentraube (*Arctostaphylos* spec.)
    Rote Johannisbeere (*Ribes rubrum*)
  oder

b. Kraut, höchstens an der Basis verholzt → **6**
! Rote Zaunrübe (*Bryonia dioica*)
! Maiglöckchen (*Convallaria majalis*)
    Bittersüßer Nachtschatten (*Solanum dulcamara*)
    Schmerwurz (*Tamus communis*)
    Aronstab (*Arum maculatum*)
    Sumpfcalla (*Calla palustris*)
    Schattenblume (*Maianthemum bifolium*)
    Spargel (*Asparagus officinalis*)

2 a. Baum oder Strauch, mit Bestachelung oder Bedornung an den Zweigen oder an den Blättern
Stechpalme (*Ilex aquifolium*) S. 122
Bocksdorn (*Lycium spec.*) (sehr wenige Dornen) S. 205
Berberitze (*Berberis vulgaris*) S. 216
Weißdorn (*Crataegus spec.*) S. 234
Feuerdorn (*Pyracantha coccinea*) S. 235
Sanddorn (*Hippophae rhamnoides*) S. 241   → **Kap. 4**

oder

b. Baum oder Strauch, ohne Stacheln oder Dornen   → **3**
Heckenkirsche (*Lonicera spec.*)
Geißblatt (*Lonicera periclymenum*)
Bittersüßer Nachtschatten (*Solanum dulcamara*)
Korallenbeere (*Symphoricarpus orbiculatus*)
Gemeiner Schneeball (*Viburnum opulus*)
Pfaffenhütchen (*Evonymus spec.*)
Bocksdorn (*Lycium spec.*)
Traubenholunder (*Sambucus racemosus*)
Zwergmispel (*Cotoneaster spec.*)
Eberesche/Vogelbeere (*Sorbus spec.*)
Felsenbirne (*Amelanchier spec.*)
Skimmie (*Skimmia japonica*)
Bärentraube (*Arctostaphylos* spec.)
Rote Johannisbeere (*Ribes rubrum*)

3 a. Windender Strauch
Geißblatt (*Lonicera periclymenum*) S. 142
Bocksdorn (*Lycium spec.*) S. 205
Bittersüßer Nachtschatten (*Solanum dulcamara*) S. 135   → **Kap. 4**

oder

b. Aufrechter Strauch   → **4**
Heckenkirsche (*Lonicera spec.*)
Korallenbeere (*Symphoricarpus orbiculatus*)
Gemeiner Schneeball (*Viburnum opulus*)
Pfaffenhütchen (*Evonymus spec.*)
Traubenholunder (*Sambucus racemosus*)
Bocksdorn (*Lycium spec.*)

Zwergmispel (*Cotoneaster spec.*)
Eberesche/Vogelbeere (*Sorbus spec.*)
Felsenbirne (*Amelanchier spec.*)
Skimmie (*Skimmia japonica*)
Bärentraube *(Arctostaphylos* spec.)
Rote Johannisbeere (*Ribes rubrum*)

4 a. Zwergstrauch (häufig als Bodendecker in Gärten)
Korallenbeere (*Symphoricarpus orbiculatus*)   S. 215
Zwergmispel (*Cotoneaster spec.*)   S. 231
Skimmie (*Skimmia japonica*)   S. 244
Bärentraube (*Arctostaphylos* spec.)   S. 246   → **Kap. 4**

oder

b. Baum oder aufrechter Strauch   → **5**
Heckenkirsche (*Lonicera spec.*)
Korallenbeere (*Symphoricarpus orbiculatus*)
Gemeiner Schneeball (*Viburnum opulus*)
Pfaffenhütchen (*Evonymus spec.*)
Traubenholunder (*Sambucus racemosus*)
Bocksdorn (*Lycium spec.*)
Zwergmispel (*Cotoneaster spec.*)
Eberesche/Vogelbeere (*Sorbus spec.*)
Felsenbirne (*Amelanchier spec.*)
Rote Johannisbeere (*Ribes rubrum*)

5 a . Baum oder aufrechter Strauch mit dichten, aus zahlreichen (meist >10) Früchten zusammengesetzten Fruchtständen, die trauben- oder doldenartig sind
Gemeiner Schneeball (*Viburnum opulus*)   S. 147
Traubenholunder (*Sambucus racemosus*)   S. 212
Eberesche/Vogelbeere (*Sorbus spec.*)   S. 232
Rote Johannisbeere (*Ribes rubrum*)   S. 226   → **Kap. 4**

oder

b. Baum oder aufrechter Strauch, Fruchstände kleiner und locker zusammengesetzt oder Früchte einzeln blattachselständig
Heckenkirsche (*Lonicera spec.*)   S. 143
Korallenbeere (*Symphoricarpus orbiculatus*)   S. 215

Pfaffenhütchen (*Evonymus spec.*) S. 163
Bocksdorn (*Lycium spec.*) S. 205
Zwergmispel (*Cotoneaster spec.*) S. 231
Felsenbirne (*Amelanchier spec.*) S. 236 → **Kap. 4**

6 a. Windende Pflanzen
! Rote Zaunrübe (*Bryonia dioica*) S. 103
Bittersüßer Nachtschatten (*Solanum dulcamara*) S. 135
Schmerwurz (*Tamus communis*) S. 169 → **Kap. 4**

oder

b. Nicht windende Pflanzen
! Maiglöckchen (*Convallaria majalis*) S. 99
Aronstab (*Arum maculatum*) S. 165
Sumpfcalla (*Calla palustris*) S. 165
Schattenblume (*Maianthemum bifolium*) S. 129
Spargel (*Asparagus officinalis*) S. 243 → **Kap. 4**

Bestimmungsschlüssel 4

**Beerenartige Früchte, Fruchtfarbe rot, rotbraun oder gelb.
Früchte so groß wie oder größer als kleine Sauerkirschen**

! Korallenstrauch (*Solanum pseudocapsicum*) S. 105
Heckenkirsche (*Lonicera spec.*) S. 143
Judenkirsche (*Physalis alkekengi*) S. 208
Quitte (*Cydonia oblonga*) S. 237
Scheinquitte (*Chaenomeles japonica*) S. 237
Mispel (*Mespilus germanica*) S. 238
Sauerkirsche (*Prunus avium*) S. 239 → **Kap. 4**

Bestimmungsschlüssel 5

Beerenartige Früchte, Fruchtfarbe schwarz, blau oder violett.
Früchte so groß oder größer als eine kleine Sauerkirsche

! Tollkirsche (*Atropa belladonna*)   S. 75
Christophskraut (*Actaea spicata*)   S. 181
Einbeere (*Paris quadrifolia*)   S. 124
Kirschlorbeer (*Prunus laurocerasus*)   S. 177
Heckenkirsche (*Lonicera spec.*)   S. 143
Schwarze Maulbeere (*Morus nigra*)   S. 220

1 a. Baum oder aufrechter Strauch
   Kirschlorbeer (*Prunus laurocerasus*)   S. 177
   Heckenkirsche (*Lonicera spec.*)   S. 143
   Schwarze Maulbeere (*Morus nigra*)   S. 220   → **Kap. 4**

   oder

   b. Nicht verholzte Kräuter und Stauden
   ! Tollkirsche (*Atropa belladonna*) (selten an der Basis verholzend)
   S. 75
   Christophskraut (*Actaea spicata*)   S. 181
   Einbeere (*Paris quadrifolia*)   S. 124   → **Kap. 4**

Bestimmungsschlüssel 6

Beerenartige Früchte, Fruchtfarbe schwarz, blau oder violett. Früchte deutlich kleiner als kirschgroß, ein Kern

> ! Eibe (*Taxus baccata*)
>   (Samen nach Ablösen des roten Samenmantels)   S. 61
> ! Lorbeer-Seidelbast (*Daphne laureola*)   S. 63
>   Wandelröschen (*Lantana spec.*)   S. 172
>   Sadebaum (*Juniperus sabina*)   S. 121
>   Kirschlorbeer (*Prunus laurocerasus*)   S. 177
>   Wolliger Schneeball (*Viburnum lantana*)   S. 149

1 a. Nadelbaum
  ! Eibe (*Taxus baccata*)
      (Samen nach Ablösen des roten Samenmantels)   S. 61
    Sadebaum (*Juniperus sabina*)   S. 121   → **Kap. 4**

  oder

  b. Baum oder Strauch mit Blättern   → **2**
  ! Lorbeer-Seidelbast (*Daphne laureola*)
    Wandelröschen (*Lantana spec.*)
    Kirschlorbeer (*Prunus laurocerasus*)
    Wolliger Schneeball (*Viburnum lantana*)

2 a. Früchte den rutenförmigen Zweigen eng ansitzend
  ! Lorbeer-Seidelbast (*Daphne laureola*)   S. 63   → **Kap. 4**

  oder

  b. Früchte in end- oder seitständigen, gestielten Fruchtständen
    Wandelröschen (*Lantana spec.*)   S. 172
    Kirschlorbeer (*Prunus laurocerasus*)   S. 177
    Wolliger Schneeball (*Viburnum lantana*)   S. 149   → **Kap. 4**

Bestimmungsschlüssel 7

Beerenartige Früchte, Fruchtfarbe schwarz, blau oder violett.
Früchte deutlich kleiner als kirschgroß, mehrere Kerne

! Efeu (*Hedera helix*) S. 66
! Schwarzbeerige Zaunrübe (*Bryonia alba*) S. 103
Christophskraut (*Actaea spicata*) S. 181
Einbeere (*Paris quadrifolia*) S. 124
Weißwurzarten (*Polygonatum spec.*) S. 127
Schwarzer Nachtschatten (*Solanum nigrum*) S. 133
Kermesbeere (*Phytolacca spec.*) S. 197
Sadebaum (*Juniperus sabina*) S. 121
Liguster (*Ligustrum spec.*) S. 139
Faulbaum (*Rhamnus frangula*) S. 174
Kreuzdorn (*Rhamnus cathartica*) S. 176
Heckenkirsche (*Lonicera spec.*) S. 143
Trunkelbeere (*Vaccinium uliginosum*) S. 137
Krähenbeere (*Empetrum nigrum*) S. 247
Wilde Weinreben (*Parthenocissus spec.*) S. 224
Holunderarten (*Sambucus spec.*) S. 209
Mahonie (*Mahonia aquifolium*) S. 218
Zwergmispel (*Cotoneaster spec.*) S. 231
Berberitze (Berberis julianae) S. 216

1 a. Baum, Strauch oder Zwergstrauch → 2
  ! Efeu (*Hedera helix*)
  Sadebaum (*Juniperus sabina*)
  Liguster (*Ligustrum spec.*)
  Faulbaum (*Rhamnus frangula*)
  Kreuzdorn (*Rhamnus cathartica*)
  Heckenkirsche (*Lonicera spec.*)
  Trunkelbeere (*Vaccinium uliginosum*)
  Krähenbeere (*Empetrum nigrum*)
  Wilde Weinreben (*Parthenocissus spec.*)
  Holunderarten (*Sambucus spec.*)
  Mahonie (*Mahonia aquifolium*)

Zwergmispel (*Cotoneaster spec.*)
Berberitze (*Berberis julianoe*)
oder

b. Staude oder Kraut → **5**
! Schwarzbeerige Zaunrübe (*Bryonia alba*)
Christophskraut (*Actaea spicata*)
Einbeere (*Paris quadrifolia*)
Weißwurzarten (*Polygonatum spec.*)
Schwarzer Nachtschatten (*Solanum nigrum*)
Kermesbeere (*Phytolacca spec.*)

2 a. Windender Strauch
! Efeu (*Hedera helix*) S. 66
Wilde Weinreben (*Parthenocissus spec.*) S. 224 → **Kap. 4**
oder

b. Baum oder aufrechter Strauch → **3**
Sadebaum (*Juniperus sabina*)
Liguster (*Ligustrum spec.*)
Faulbaum (*Rhamnus frangula*)
Kreuzdorn *(Rhamnus cathartica)*
Heckenkirsche (*Lonicera spec.*)
Trunkelbeere (*Vaccinium uliginosum*)
Krähenbeere (*Empetrum nigrum*)
Holunderarten (*Sambucus spec.*)
Mahonie (*Mahonia aquifolium*)
Zwergmispel (*Cotoneaster spec.*)
Berberitze (*Berberis julianae*)

3 a. Zwergsträucher oder niederliegende Sträucher
Sadebaum (*Juniperus sabina*) S. 121
Trunkelbeere (*Vaccinium uliginosum*) S. 137
Krähenbeere (*Empetrum nigrum*) S. 247
Holunder (*Sambucus ebulus*) S. 211
Mahonie (*Mahonia aquifolium*) S. 218
Zwergmispel (*Cotoneaster spec.*) S. 231 → **Kap. 4**
oder

b. **Aufrechter Strauch** → **4**
      Sadebaum (*Juniperus sabina*)
      Liguster (*Ligustrum spec.*)
      Faulbaum (*Rhamnus frangula*)
      Kreuzdorn (*Rhamnus cathartica*)
      Heckenkirsche (*Lonicera spec.*)
      Holunderarten (*Sambucus spec.*)
      Mahonie (*Mahonia aquifolium*)
      Zwergmispel (*Cotoneaster spec.*)
      Berberitze (*Berberis julianae*)

4 a. **Früchte zahlreich (>10) in dichten,**
      endständigen trauben- oder doldenartigen Fruchtständen
      Liguster (*Ligustrum spec.*)   S. 139
      Holunderarten (*Sambucus spec.*) S. 209
      Mahonie (*Mahonia aquifolium*) S. 218   → **Kap. 4**

   oder

   b. **Früchte einzeln entlang der Zweige**
      oder in kleineren, lockeren Fruchtständen
      Sadebaum (*Juniperus sabina*)   S. 121
      Faulbaum (*Rhamnus frangula*)   S. 174
      Kreuzdorn (*Rhamnus cathartica*) S. 176
      Heckenkirsche (*Lonicera spec.*) S. 143
      Zwergmispel (*Cotoneaster spec.*)   S. 231   → **Kap. 4**
      Berberitze (Berberis julianae)   S. 216

5 a. **Windendes Kraut**
   ! Schwarzbeerige Zaunrübe (*Bryonia alba*) S. 103   → **Kap. 4**

   oder

   b. **Nicht windende Pflanze**
      Christophskraut (*Actaea spicata*)   S. 181
      Einbeere (*Paris quadrifolia*)   S. 124
      Weißwurzarten (*Polygonatum spec.*) S. 127
      Schwarzer Nachtschatten (*Solanum nigrum*)   S. 133
      Kermesbeere (*Phytolacca spec.*)   S. 197   → **Kap. 4**

Bestimmungsschlüssel 8

Beerenartige Früchte, grün, so groß wie oder größer als Sauerkirschen

! Tollkirsche (*Atropa belladonna*) S. 75
! Korallenbäumchen (*Solanum pseudocapsicum*) S. 105
  Kartoffel (*Solanum tuberosum*) S. 131
  Judenkirsche (*Physalis alkekengi*) S. 208

1 a. Strauch oder Zwergstrauch
   ! Korallenbäumchen (*Solanum pseudocapsicum*) S. 105
   ! Tollkirsche (*Atropa belladonna*)
     (an der Basis manchmal verholzt) S. 75   → **Kap. 4**

   oder

   b. Kraut
   ! Tollkirsche (*Atropa belladonna*) S. 75
     Kartoffel (*Solanum tuberosum*) S. 131
     Judenkirsche (*Physalis alkekengi*) S. 208   → **Kap. 4**

Beerenartige Früchte **35**

Bestimmungsschlüssel 9

Beerenartige Früchte, Fruchtfarbe grün, kleiner als kirschgroß, ein Kern

! Eibe (*Taxus baccata*) S. 61
! Seidelbast (*Daphne mezereum*) S. 63
  Wandelröschen (*Lantana spec.*) S. 172
  Sadebaum (*Juniperus sabina*) S. 121
  Wolliger Schneeball (*Viburnum lantana*) S. 149
  Kirschlorbeer (*Prunus laurocerasus*) S. 177

1 a. Baum oder Strauch mit Nadeln
  ! Eibe (*Taxus baccata*) S. 61
    Sadebaum (*Juniperus sabina*) S. 121   → **Kap. 4**

  oder

  b. Baum oder Strauch mit Blättern   → **2**
  ! Seidelbast (*Daphne mezereum*)
    Wandelröschen (*Lantana spec.*)
    Wolliger Schneeball (*Viburnum lantana*)
    Kirschlorbeer (*Prunus laurocerasus*)

**2 a. Kleiner, wenig verzweigter Strauch,
    mit Blättern (häufig in Gärten)**
  ! Seidelbast (*Daphne mezereum*) S. 63
    Wandelröschen (*Lantana spec.*) S. 172   → **Kap. 4**

  oder

  **b. Große, reich verzweigte Bäume oder Sträucher,
    mit Blättern**
    Wolliger Schneeball (*Viburnum lantana*) S. 149
    Kirschlorbeere (*Prunus laurocerasus*) S. 177   → **Kap. 4**

Bestimmungsschlüssel 10

Beerenartige Früchte, Fruchtfarbe grün, kleiner als kirschgroß, mehrere Kerne

! Efeu (*Hedera helix*) S. 66
! Tollkirsche (*Atropa belladonna*) S. 75
! Maiglöckchen (*Convallaria majalis*) S. 99
! Weiße und Rotbeerige Zaunrübe (*Bryonia alba* und *Bryonia dioica*) S. 103
! Korallenbäumchen (*Solanum pseudocapsicum*) S. 105
Stechpalme (*Ilex aquifolium*) S. 122
Einbeere (*Paris quadrifolia*) S. 124
Christophskraut (*Actaea spicata*) S. 181
Schwarzer Nachtschatten (*Solanum nigrum*) S. 133
Bittersüßer Nachtschatten (*Solanum dulcamara*) S. 135
Weißwurzarten (*Polygonatum spec.*) S.127
Trunkelbeere (*Vaccinium uliginosum*) S. 137
Liguster (*Ligustrum spec.*) S. 139
Heckenkirsche (*Lonicera spec.*) S. 143
Waldgeißblatt (*Lonicara periclymenum*) S. 142
Pfaffenhütchen (*Evonymus europaea*) S. 163
Gemeiner Schneeball (*Viburnum opulus*) S. 147
Aronstab und Sumpfkalla (*Arum maculatum* und *Calla palustris*) S. 165
Schmerwurz (*Tamus communis*) S. 169
Faulbaum (*Frangula alnus*) S. 174
Kreuzdorn (*Rhamnus catharticus*) S. 176
Zweiblättrige Schattenblume (*Maianthemum bifolium*) S. 129
Bocksdorn (*Lycium barbarum*) S. 205
Berberitze (*Berberis vulgaris*) S. 216
Judenkirsche (*Physalis alkekengi*) S. 208
Weiße Schneebeere und Korallenbeere (*Symphoricarpus spec.*) S. 215
Kermesbeere (*Phytolacca spec.*) S. 197
Wilde Weinreben (*Parthenocissus spec.*) S. 224

Beerenartige Früchte 37

1 a. **Baum oder Strauch (auch Zwergsträucher)** → **2**
   ! Efeu (*Hedera helix*)
   ! Korallenbäumchen (*Solanum pseudocapsicum*)
   Stechpalme (*Ilex aquifolium*)
   Bittersüßer Nachtschatten (*Solanum dulcamara*)
   Trunkelbeere (*Vaccinium uliginosum*)
   Liguster (*Ligustrum spec.*)
   Heckenkirsche (*Lonicera spec.*)
   Waldgeißblatt (*Lonicara periclymenum*)
   Pfaffenhütchen (*Evonymus europaea*)
   Gemeiner Schneeball (*Viburnum opulus*)
   Faulbaum (*Frangula alnus*)
   Kreuzdorn (*Rhamnus catharticus*)
   Bocksdorn (*Lycium barbarum*)
   Berberitze (*Berberis vulgaris*)
   Weiße Schneebeere und Korallenbeere (*Symphoricarpus spec.*)
   Wilde Weinreben (*Parthenocissus spec.*)

   oder

   b. **Kraut** → **6**
   ! Tollkirsche (*Atropa belladonna*)
   ! Maiglöckchen (*Convallaria majalis*)
   ! Weiße und Rotbeerige Zaunrübe (*Bryonia alba* und *Bryonia dioica*)
   ! Korallenbäumchen (*Solanum pseudocapsicum*)
   Einbeere (*Paris quadrifolia*)
   Christophskraut (*Actaea spicata*)
   Kartoffel (*Solanum tuberosum*)
   Schwarzer Nachtschatten (*Solanum nigrum*)
   Bittersüßer Nachtschatten (*Solanum dulcamara*)
   Weißwurzarten (*Polygonatum spec.*)
   Aronstab und Sumpfkalla (*Arum maculatum* und *Calla palustris*)
   Schmerwurz (*Tamus communis*)
   Zweiblättrige Schattenblume (*Maianthemum bifolium*)
   Judenkirsche (*Physalis alkekengi*)
   Kermesbeere (*Phytolacca spec.*)

2 a. Windender Strauch
! Efeu (*Hedera helix*) S. 66
Bittersüßer Nachtschatten (*Solanum dulcamara*) S. 135
Waldgeißblatt (*Loniceara periclymenum*) S. 142
Bocksdorn (*Lycium barbarum*) S. 205
Wilde Weinreben (*Parthenocissus spec.*) S. 224 → **Kap. 4**
oder

b. Aufrechter Strauch → **3**
! Korallenbäumchen (*Solanum pseudocapsicum*)
Stechpalme (*Ilex aquifolium*)
Trunkelbeere (*Vaccinium uliginosum*)
Liguster (*Ligustrum spec.*)
Heckenkirsche (*Lonicera spec.*)
Pfaffenhütchen (*Evonymus europaea*)
Gemeiner Schneeball (*Viburnum opulus*)
Faulbaum (*Frangula alnus*)
Kreuzdorn (*Rhamnus catharticus*)
Bocksdorn (*Lycium barbarum*)
Berberitze (*Berberis vulgaris*)
Weiße Schneebeere und Korallenbeere (*Symphoricarpus spec.*)

3 a. Aufrechter Strauch, an Zweigen oder Blättern bedornt oder bestachelt
Stechpalme (*Ilex aquifolium*) S. 122
Kreuzdorn (*Rhamnus catharticus*) S. 176
Berberitze (*Berberis vulgaris*) S. 216 → **Kap. 4**
oder

b. Aufrechter Strauch, ohne Stacheln oder Dornen → **4**
! Korallenbäumchen (*Solanum pseudocapsicum*)
Trunkelbeere (*Vaccinium uliginosum*)
Liguster (*Ligustrum spec.*)
Heckenkirsche (*Lonicera spec.*)
Pfaffenhütchen (*Evonymus europaea*)
Gemeiner Schneeball (*Viburnum opulus*)
Faulbaum (*Frangula alnus*)
Bocksdorn (*Lycium barbarum*) (nur sehr wenige Dornen)
Weiße Schneebeere und Korallenbeere (*Symphoricarpus spec.*)

4 a. Zwergsträucher (<1 m Höhe)
! Korallenbäumchen (*Solanum pseudocapsicum*) S. 105
Trunkelbeere (*Vaccinium uliginosum*) S. 137
Weiße Schneebeere und Korallenbeere (*Symphoricarpus spec.*)
S. 215 → **Kap. 4**

oder

b. Große, meist reich verzweigte Sträucher → **5**
Liguster (*Ligustrum spec.*)
Heckenkirsche (*Lonicera spec.*)
Pfaffenhütchen (*Evonymus europaea*)
Gemeiner Schneeball (*Viburnum opulus*)
Faulbaum (*Frangula alnus*)
Bocksdorn (*Lycium barbarum*) (nur sehr wenige Dornen)
Weiße Schneebeere und Korallenbeere (*Symphoricarpus spec.*)

**5 a. Früchte in dichten, endständigen, trauben-
oder doldenartigen Fruchtständen**
Liguster (*Ligustrum spec.*) S. 139
Gemeiner Schneeball (*Viburnum opulus*) S. 147 → **Kap. 4**

oder

**b. Früchte einzeln oder in kleineren Fruchtständen
in den Blattachseln**
Heckenkirsche (*Lonicera spec.*) S. 143
Pfaffenhütchen (*Evonymus europaea*) S. 163
Faulbaum (*Frangula alnus*) S. 174
Bocksdorn (*Lycium barbarum*) (nur sehr wenige Dornen) S. 205
Weiße Schneebeere und Korallenbeere (*Symphoricarpus spec.*)
S. 215 → **Kap. 4**

6 a. Windende Kräuter
! Weiße und Rotbeerige Zaunrübe (*Bryonia alba* und *Bryonia dioica*)
S. 103
Bittersüßer Nachtschatten (*Solanum dulcamara*) S. 135
Schmerwurz (*Tamus communis*) S. 169 → **Kap. 4**

oder

b. Nicht windende Kräuter → 7
! Tollkirsche (*Atropa belladonna*)
! Maiglöckchen (*Convallaria majalis*)
! Korallenbäumchen (*Solanum pseudocapsicum*)
  Einbeere (*Paris quadrifolia*)
  Christophskraut (*Actaea spicata*)
  Schwarzer Nachtschatten (*Solanum nigrum*)
  Weißwurzarten (*Polygonatum spec.*)
  Aronstab und Sumpfkalla (*Arum maculatum* und *Calla palustris*)
  Zweiblättrige Schattenblume (*Maianthemum bifolium*)
  Judenkirsche (*Physalis alkekengi*)
  Kermesbeere (*Phytolacca spec.*)

7 **a. Nicht windende Kräuter, Früchte einzeln**
! Tollkirsche (*Atropa belladonna*) S. 75
! Korallenbäumchen (*Solanum pseudocapsicum*) S. 105
  Einbeere (*Paris quadrifolia*) S. 124
  Weißwurzarten (*Polygonatum spec.*) S. 127
  Judenkirsche (*Physalis alkekengi*) S. 208 → **Kap. 4**

oder

b. Nicht windende Kräuter,
Früchte zu mehreren in Fruchtständen → 8
! Maiglöckchen (*Convallaria majalis*)
  Christophskraut (*Actaea spicata*)
  Schwarzer Nachtschatten (*Solanum nigrum*)
  Weißwurzarten (*Polygonatum spec.*)
  Aronstab und Sumpfkalla (*Arum maculatum* und *Calla palustris*)
  Zweiblättrige Schattenblume (*Maianthemum bifolium*)
  Kermesbeere (*Phytolacca spec.*)

8 **a. Nicht windende Kräuter, Fruchtstände dicht, kolbenartig**
  Aronstab und Sumpfkalla (*Arum maculatum* und *Calla palustris*)
  S. 165 → **Kap. 4**

oder

b. Nicht windende Kräuter, Fruchtstände anders
! Maiglöckchen (*Convallaria majalis*) S. 99
Christophskraut (*Actaea spicata*) S. 181
Schwarzer Nachtschatten (*Solanum nigrum*) S. 133
Weißwurzarten (*Polygonatum spec.*) S. 127
Zweiblättrige Schattenblume (*Maianthemum bifolium*) S. 129
Kermesbeere (*Phytolacca spec.*) S. 197   → **Kap. 4**

Bestimmungsschlüssel 11

Beerenartige Früchte, Fruchtfarbe weiß

> Mistel (*Viscum album*) S. 171
> Schneebeere (*Symphoricarpus albus*) S. 213
> Korallenbeere (*Symphoricarpus orbiculatus*) S. 215
> Torfmyrte (*Pernettya mucronata*) S. 246
> Schattenblume (*Maianthemum bifolium*) S. 129
> Hartriegel (*Cornus sericea*) S. 221
> Rote Johannisbeeren(*Ribes spec.*) (weiße Variante) S. 226
> Weiße Maulbeere (*Morus alba*) S. 220

1 a. **Immergrüne, geweihartig verzweigte Pflanze mit ledrigen Blättern. Auf Bäumen oder Sträuchern schmarotzend, Früchte weiße Beeren**
   Mistel (*Viscum album*) S. 171   → **Kap. 4**

   oder

   b. **Pflanze anders**   → **2**
   Schneebeere (*Symphoricarpus albus*)
   Korallenbeere (*Symphoricarpus orbiculatus*)
   Torfmyrte (*Pernettya mucronata*)
   Schattenblume (*Maianthemum bifolium*)
   Hartriegel (*Cornus sericea*)
   Rote Johannisbeeren (*Ribes spec.*) (weiße Variante)
   Weiße Maulbeere (*Morus alba*)

2 a. Baum oder Strauch
   Schneebeere (*Symphoricarpus albus*)   S. 213
   Korallenbeere (*Symphoricarpus orbiculatus*)   S. 215
   Torfmyrte (*Pernettya mucronata*)   S. 246
   Hartriegel (*Cornus sericea*)   S. 221
   Rote Johannisbeeren (*Ribes spec.*) (weiße Variante)   S. 226
   Weiße Maulbeere (Morus alba)   S. 220   → **Kap. 4**

   oder

b. Krautige Pflanze
   Schattenblume (*Maianthemum bifolium*)   S. 129   → **Kap. 4**

Kapseln

Bestimmungsschlüssel 12

Kapseln, Zapfen und andere Fruchtformen
(Früchte nicht beerenartig und nicht schotenartig)

! Buchsbaum (*Buxus sempervirens*) S. 67
! Eibe (*Taxus baccata*)
   (unreifer Samen nach Ablösen des Samenmantels) S. 61
! Rizinus (*Ricinus communis*) S. 72
! Weißer Stechapfel (*Datura stramonium*) S. 77
! Schwarzes Bilsenkraut (*Hyoscyamus niger*) S. 81
! Virginischer Tabak (*Nicotiana tabacum*) S. 83
! Schlafmohn (*Papaver somniferum*) S. 86
! Eisenhut (*Aconitum napellus*) S. 88
! Weißer Germer (*Veratrum album*) S. 91
! Roter Fingerhut (*Digitalis purpurea*) S. 96
! Oleander (*Nerium oleander*) S. 101
! Schierling u. weitere Doldenblütler S. 106
! Herbstzeitlose (*Colchicum autumnale*) S. 116
  Lebensbaum (*Thuja spec.*) S. 119
  Sadebaum (*Juniperus sabina*) S. 121
  Pfaffenhütchen (*Evonymus europaea*) S. 163

1 a. Baum oder Strauch → 2
   ! Buchsbaum (*Buxus sempervirens*)
   ! Eibe (*Taxus baccata*)
      (unreifer Samen nach Ablösen des Samenmantels)
   ! Oleander (*Nerium oleander*)
     Lebensbaum (*Thuja spec.*)
     Sadebaum (*Juniperus sabina*)
     Pfaffenhütchen (*Evonymus europaea*)

   oder

b. Staude oder Kraut   → **3**
    ! Rizinus (*Ricinus communis*)
    ! Weißer Stechapfel (*Datura stramonium*)
    ! Schwarzes Bilsenkraut (*Hyoscyamus niger*)
    ! Virginischer Tabak (*Nicotiana tabacum*)
    ! Schlafmohn (*Papaver somniferum*)
    ! Weißer Germer (*Veratrum album*)
    ! Roter Fingerhut (*Digitalis purpurea*)
    ! Schierling u. weitere Doldenblütler
    ! Herbstzeitlose (*Colchicum autumnale*)

2 a. Baum oder Strauch mit Nadeln oder schuppenartigen Blättern
    ! Eibe (*Taxus baccata*)
       (unreifer Samen nach Ablösen des Samenmantels) S. 61
    Lebensbaum (*Thuja spec.*)   S. 119
    Sadebaum (*Juniperus sabina*)   S. 121   → **Kap. 4**

    oder

    b. Baum oder Strauch, Blätter anders
    ! Buchsbaum (*Buxus sempervirens*)   S. 67
    ! Oleander (*Nerium oleander*)   S. 101
    Pfaffenhütchen (*Evonymus europaea*)   S. 163   → **Kap. 4**

3 a. Früchte mit harten oder weichen Stacheln besetzt
    ! Rizinus (*Ricinus communis*)   S. 72
    ! Weißer Stechapfel (*Datura stramonium*)   S. 77   → **Kap. 4**

    oder

    b. Früchte ohne Stacheln   → **4**
    ! Schwarzes Bilsenkraut (*Hyoscyamus niger*)
    ! Virginischer Tabak (*Nicotiana tabacum*)
    ! Schlafmohn (*Papaver somniferum*)
    ! Eisenhut (*Aconitum napellus*)
    ! Weißer Germer (*Veratrum album*)
    ! Roter Fingerhut (*Digitalis purpurea*)
    ! Schierling u. weitere Doldenblütler
    ! Herbstzeitlose (*Colchicum autumnale*)

Kapseln 45

4 a. Früchte einzelne, endständig stehende, große Kapseln
 ! Schlafmohn (*Papaver somniferum*) S. 86
 ! Herbstzeitlose (*Colchicum autumnale*) S. 116 → **Kap. 4**

 oder

 **b. Früchte in zusammengesetzten Fruchtständen
 oder zu mehreren aufgereiht** → **5**
 ! Schwarzes Bilsenkraut (*Hyoscyamus niger*)
 ! Virginischer Tabak (*Nicotiana tabacum*)
 ! Eisenhut (*Aconitum napellus*)
 ! Weißer Germer (*Veratrum album*)
 ! Roter Fingerhut (*Digitalis purpurea*)
 ! Schierling u. weitere Doldenblütler

5 a. Kleine, längliche Früchte in Dolden
 ! Schierling u. weitere Doldenblütler S. 106 → **Kap. 4**

 oder

 b. Früchte anders → **6**
 ! Schwarzes Bilsenkraut (*Hyoscyamus niger*)
 ! Virginischer Tabak (*Nicotiana tabacum*)
 ! Eisenhut (*Aconitum napellus*)
 ! Weißer Germer (*Veratrum album*)
 ! Roter Fingerhut (*Digitalis purpurea*)

6 a. Pflanze auf Schutt oder Anbaupflanze
 ! Schwarzes Bilsenkraut (*Hyoscyamus niger*) S. 81
 ! Virginischer Tabak (*Nicotiana tabacum*) S. 83 → **Kap. 4**

 oder

 b. Pflanzen der Wälder, Gärten oder Hochgebirge
 ! Eisenhut (*Aconitum napellus*) S. 88
 ! Weißer Germer (*Veratrum album*) S. 91
 ! Roter Fingerhut (*Digitalis purpurea*) S. 96 → **Kap. 4**

Bestimmungsschlüssel B: bei Ingestion grüner Pflanzenteile

Blätter und andere grüne Pflanzenteile verführen seltener zum Verzehr als attraktive Früchte. Roh sind die meisten Blätter ungenießbar. Bei Kindern können dennoch Ingestionen beliebiger grüner Pflanzenteile auftreten. Nicht alle in Frage kommenden Pflanzen können in diesem Bestimmungsschlüssel berücksichtigt werden, der sonst einem botanischen Bestimmungsbuch gleichkäme. Ausreichend berücksichtigt sind die hochgiftigen Pflanzen der Kategorie I, bei denen die Gifte auch in den grünen Pflanzenteilen gespeichert werden.

1 a. Baum oder Strauch oder verholzte, windende Pflanze → **2**

    oder

  b. Staude oder Kraut → **10**

2 a. Baum oder Strauch mit Nadeln
oder nadelähnlichen Schuppenblättern
! Eibe (*Taxus baccata*) S. 61
Sadebaum (*Juniperus sabina*) S. 121
Lebensbaum (*Thuja spec.*) S. 119 → **Kap. 4**

    oder

  b. Baum oder Strauch mit Blättern → **3**

3 a. Blätter ungeteilt, höchstens bis zur Blattmitte eingeschnitten
oder gelappt → **4**

    oder

  b. Blätter geteilt oder aus Einzelblättern zusammengesetzt → **8**

grüne Pflanzenteile 47

4 a. Windender Strauch
   ! Efeu (*Hedera helix*) S. 66 → **Kap. 4**
   oder

   b. Nicht windender Baum oder Strauch → **5**

5 a. Zwergsträucher in Heide-, Sumpfgebieten oder in Gärten
   Heidelbeere, Trunkelbeere (*Vaccinium spec.*) S. 137
   Bärentraube (*Arctostaphylos spec.*) S. 246
   ! Korallenbäumchen (Solanum pseudocapsium) S. 105 → **Kap. 4**
   oder

   b. Höhere Bäume oder Sträucher → **6**

6 a. Ziersträucher (meist als Kübelpflanzen) in Haus und Hof
   ! Totentrompete (*Brugmansia spec.*) S. 80
   ! Seidelbast (*Daphne spec.*) S. 63
   ! Oleander (*Nerium oleander*) S. 101
   ! Buchsbaum (*Buxus sempervirens*) S. 67
   ! Korallenbäumchen (Solanum pseudocapsium) S. 105 → **Kap. 4**
   oder

   b. Baum oder Strauch aus der Natur → **7**

7 a. Strauch mit rutenförmigen, aufrechten Zweigen
   ! Seidelbast (*Daphne spec.*) S. 63 → **Kap. 4**
   oder

   b. Baum oder Strauch mit reicher, sparriger Verzweigung
   Ilex (*Ilex aquifolium*) S. 122
   Kirschlorbeer (*Prunus laurocerasus*) S. 177
   Schneeball (*Viburnum spec.*) S. 147
   ! Buchsbaum (*Buxus sempervirens*) S.67
   Heckenkirsche (*Lonicera spec.*) S. 143 → **Kap. 4**

8 a. Blätter paarig oder unpaarig gefiedert
   Robinie (*Robinia pseudoacacia*) S. 156
   und weitere Schmetterlingsblütler S. 156
   Eberesche (*Sorbus aucuparia*) S. 232
   Essigbaum (*Rhus typhina*) S. 204 → **Kap. 4**

oder

   b. Blätter nicht gefiedert → **9**

9 a. Blätter dreizählig,
d. h. aus drei Einzelblättchen zusammengesetzt
! Goldregen (*Laburnum anagyroides*) S. 69
Ginster (*Genista spec.*) S. 153
Gift-Efeu (*Rhus spec.*) S. 204 → **Kap. 4**

oder

   b. Blätter 5zählig,
d. h. aus 5 Einzelblättchen handförmig zusammengesetzt → **Kap. 4**
Wilder Wein (*Parthenocissus spec.*) S. 224

10 a. Staude oder Kraut, Blätter ungeteilt
(Umriß rund oder leicht gelappt oder pfeilförmig) → **11**

oder

   b. Staude oder Kraut, Blätter bis über die Blattmitte geteilt
oder aus Einzelblättchen zusammengesetzt → **14**

11 a. Kraut oder Staude, alle Blätter grundständig, z. B. als Rosette
Aronstab (*Arum maculatum*) und Sumpfkalle (*Calla palustris*)
S. 165
! Herbstzeitlose (*Colchicum autumnale*) S. 116
! Maiglöckchen (*Convallaria majus*) S. 99
! Einjährige Rosetten von Fingerhut (*Digitalis spec.*) S. 96
! Weißer Germer (*Veratrum album*) S. 99 → **Kap. 4**

oder

   b. Staude oder Kraut, Blätter entlang der aufrechten Hauptachse
und der Äste verteilt → **12**

12 a. Zimmerpflanzen oder Pflanzen der Gärten
Dieffenbachie (*Dieffenbachia spec.*) S. 168
Flamingoblume (*Anthurium spec.*) S. 168
! Rizinus (*Ricinus communis*) S. 72
! Korallenbäumchen (Solanum pseudocapsium) S. 104 → **Kap. 4**

oder

b. **Keine Zimmerpflanzen** → **13**

13 a. Große aufrechte, beblätterte Staude
! Tollkirsche (*Atropa belladonna*) S. 75
! Tabak (*Nicotiana tabacum*) S. 83
! Fingerhut (*Digitalis spec.*) S. 96
   Giftlattich (*Lactuca virosa*) S. 194
! Weißer Germer (*Veratrum album*) S. 91   → **Kap. 4**
   Sauerampfer (*Rumex acetosa*) S. 190
! Weißer Stechapfel (*Datura stramonium*) S. 77
! Bilsenkraut (*Hyoscyamus niger*) S. 81

oder

b. **Niedrige Kräuter**
   Schwarzer Nachtschatten (*Solanum nigrum*) mit Kartoffelgeruch
     S. 133
   Wolfsmilcharten (*Euphorbia spec.*) mit weißem Milchsaft   S. 195
   Sauerampfer (*Rumex acetosa*) S.190
! Schlaf-Mohn (*Papaver somniferum*) S. 86   → **Kap. 4**

14 a. Blätter gefiedert
   Platterbsen (*Lathyrus spec.*) S. 158
   Kartoffel (*Solanum tuberosum*) S. 131
! Doldenblütler S.106
   Christophskraut (*Actaea spicata*) S. 181
   Schöllkraut (*Chelidonium majus*) S. 187
   Jakobs-Kreuzkraut (*Senecio jacobaea*) S. 192
   Lerchensporn (*Cordalis spec.*) S. 189   → **Kap. 4**

oder

b. **Blätter nicht gefiedert** → **15**

15 a. Blätter handförmig geteilt
! Rizinus (*Ricinus communis*) S. 72
   Christrose, Nieswurz (*Helleborus spec.*) S. 180
   Indischer Hanf (*Cannabis sativa*) (nicht besprochen)
   Gift-Hahnenfuß (*Ranunculus sceleratus*) S. 183   → **Kap. 4**

oder

**b. Blätter nicht handförmig geteilt,
sondern tief schlitzartig eingeschnitten**
- ! Eisenhut (*Aconitum spec.*)   S. 88
- ! Rittersporn (*Delphinium spec.*)   S. 90
- Jakobs-Kreuzkraut (*Senecio jacobaea*)   S. 192
- Gift-Hahnenfuß (*Ranunculus sceleratus*) S. 183
- Lerchensporn (*Corydalis spec.*)   S. 189   → **Kap. 4**

Bestimmungsschlüssel C: bei Ingestion von Wurzeln

Unter Wurzeln werden alle zumindest teilweise unterirdischen Organe von Pflanzen verstanden, auch wenn es sich strenggenommen nicht um Wurzeln handelt, sondern um abgewandelte Sproße. Die Mohrrübe ist tatsächlich eine Wurzel, das Radieschen aber eine sogenannte Hypokotylknolle, die Kartoffeln sind Sproßknollen.

Da viele Pflanzen wegen ihrer eßbaren Wurzeln als Gemüse angebaut werden, besteht die besondere Gefahr des Verwechslung dieser Gemüse mit Wurzeln giftiger Pflanzen durch Unkundige, besonders beim Sammeln von Wildgemüse. Der Aufbau des Bestimmungsschlüssels weicht daher von den übrigen ab und stellt die Nutzpflanzen verwechslungsträchtigen wildwachsenden oder zur Zierde angebauten Pflanzen gegenüber, von denen einige hochgiftig sind. Es wurden auch seltene, z.T. aus der Mode gekommene Gemüse berücksichtigt, die im Textteil nicht ausführlicher besprochen werden. Für weitere Informationen müssen Gartenbaubücher konsultiert werden.

1 a. Wurzel nicht knollen-, zwiebel-, oder rübenartig verdickt, z.T. jedoch fingerartig verdickt

Nutzpflanzen
Schwarzwurzel (*Scorzonera hispanica*):
    Wurzel schlank, schwarz berindet, enthält weißen, klebrigen Milchsaft
Bocksbart, Haferwurzel (*Tragopogon porrifolius*):
    Wurzel wie Schwarzwurzel, aber mit weißer Rinde
Wurzelzichorie (*Chichorium intybus*):
    als Kaffeesurrogat genutzt
Rapontika, Schinkenwurzel, Nachtkerze (*Oenothera biennis*):
    fleischige, häufig geteilte Hauptwurzel mit dicht dem Boden anliegender Blattrosette

Meerrettich (*Armoracia rusticana*):
Wurzel verzweigt, mit korkiger Rinde, im 2. Jahr verholzend, typischer Geruch S. 248
Baldrian (*Valeriana spec.*):
offizinell

Verwechslungen
! **Goldregen** (*Laburnum anagyroides*):
Strauch, Wurzel süßlich schmeckend S. 69
! **Schierling** (*Conium maculatum*):
Wurzel beim Zerreiben übelriechend (Mäuseurin) S. 111
! **Hundspetersilie** (*Aethusa cynapium*):
unangenehm riechend S. 115
! **Bilsenkraut** (*Hyoscyamus niger*):
sehr schlanke Rübe S. 81
! **Weißer Germer** (*Veratrum album*):
fingerdicke, parallele Wurzeln, alpine Standorte S. 91
oder

b. Wurzel knollen-, zwiebel-, oder rübenartig verdickt → **2**

2 a. Wurzel zwiebelartig, (Blattanlagen dachziegelartig oder schalenartig sich überlappend) → **3**

Nutzpflanzen
Küchenzwiebel (*Allium cepa*):
Zwiebelgeruch
Porree (*Allium porrum*):
Lauchgeruch, nur wenig verdickte Basis
Knoblauch (*Allium sativum*):
Knoblauchgeruch

Verwechslungen
! **Herbstzeitlose** *(Colchicum autumnale)*:
braunschuppige Oberfläche S. 116
Narzissen (*Narcissus spec.*):
in Größe und Form der Küchenzwiebel besonders ähnlich S. 200
Hyazynthen, Tulpen (*Hyacinthus spec.*, *Tulipa spec.*):
dunkle Außenhülle, der Zwiebel anliegend S. 200
Schachblume, Kaiserkrone (*Fritillaria spec.*):
flache, knollenartige Wurzel

Lilien (*Lilium spec.*):
  außen große, regelmäßige, blattartige Schuppen
Schneeglöckchen (*Galanthus spec.*)
Märzenbecher (*Leucojum spec.*)
Krokusse (*Crocus spec.*)
Blaustern (*Scilla spec.*)
Milchstern (*Ornithogalum spec.*)
Traubenhyazynthe (*Muscari spec.*)
Goldstern (*Gagea spec.*)
Gladiolen (*Gladiolus spec.*)

oder

b **Wurzel nicht zwiebelartig** → **4**

3 a. **Wurzeln zwiebelartig,** (hier nach Größe augeschlüsselt)
Kleinzwiebeln (kleiner als haselnußgroß)
Klein-Narzissen (*Narcissus spec.*)
Schneeglöckchen (*Galanthus spec.*)
Märzenbecher (*Leucojum spec.*)
Krokusse (*Crocus spec.*)
Blaustern (*Scilla spec.*)
Milchstern (*Ornithogalum spec.*)
Traubenhyazynthe (*Muscari spec.*)
Goldstern (*Gagea spec.*)

oder

b. **Küchenzwiebelgröße**
Küchenzwiebel (*Allium cepa*)
Knoblauch (*Allium sativum*)
! **Herbstzeitlose** (*Colchicum autumnale*):
  braunschuppige Oberfläche der Zwiebel   S. 116
Narzissen (*Narcissus spec.*):
  in Größe und Form der Küchenzwiebel besonders ähnlich   S. 200
Hyazynthen, Tulpen (*Hyacinthus spec., Tulipa spec.*):
  dunkle Außenhülle der Zwiebel   S. 200

oder

c. **Größer als Küchenzwiebeln**
Gladiolen (*Gladiolus spec.*)

Schachblume, Kaiserkrone (*Fritillaria spec.*):
flache, knollenartige Wurzel
Lilien (*Lilium spec.*):
außen große, regelmäßige, blattartige Schuppen

4 a. Wurzel knollig verdickt, d. h. mehr oder weniger rundlich gestaucht, breiter als lang oder höchstens wenig länger als breit

Nutzpflanzen
Rote Bete, rote Rübe (*Beta vulgaris*): große, rote Knollen oder Rüben
Kohlrabi (*Brassica oleracea*): sehr groß, überirdisch
Knollensellerie (*Apium graveolens*):
 groß, Selleriegeruch, grobrunzelige Knolle
Radieschen (*Raphanus raphanistrum*)
Kartoffel (*Solanum tuberosum*): typischer Kartoffelgeruch S. 131
Erdbirne, Pferdekartoffel, Topinambur (*Helianthus tuberosus*):
 fehlender Kartoffelgeruch, birnenförmig, Sonnenblumenblüte
Knollenziest (*Stachys sieboldii*):
 längliche, zugespitzte Ausläuferknollen
 mit mehreren Einschnürungen
Erdmandel (*Cyperus esculentus*):
 kleine, mandelartige Knollen,
 grasartige Blätter, im Querschnitt dreieckig
Erdknolle (*Bunium bulbocastanum*),
Knollenkümmel (*Conopodium majus*) und
Knolliger Kälberkropf (Erdkastanie) (*Chaerophyllum bulbosum*):
 walnußgroße Knollen mit kastanienähnlichem Geschmack,
 Doldenblütler mit mehrfach gefiederten Blättern S. 111
Knollen-Platterbse (*Lathyrus tuberosus*):
 kleine, längliche Knollen, meist Unkraut in Getreidefeldern S. 159

Verwechslungen
! **Eisenhut** (*Aconitum napellus*): S. 88
 kurze, zur Blütezeit paarige Knollen
 oder rübenartige Wurzel S. 88
! **Wasserschierling** (*Cicuta virosa*):
 Knolle gekammert, mit gelbem Sekret S. 108
Gelber Enzian (*Gentiana lutea*): meist Rübe, sehr tiefliegend S. 91
Schwertlilien (*Iris spec.*): verzweigtes, knolliges Rhizom

Lerchensporn (*Corydalis spec.*):
kleine, etwa haselnußgroße, z. T. hohle Knollen im Waldboden
S. 189
Aronstab (*Arum maculatum*) S. 165
Maiglöckchen (*Convallaria majalis*) S. 99
Einbeere (*Paris quadrifolia*) S. 124
Windröschen (*Anemone spec.*) S. 184
und **Weißwurzarten** (*Polygonatum spec.*) S. 127
verdickte, knollige Rhizome parallel zur Oberfläche
Dahlien (*Dahlia spec.*), Lilien und Kaiserkrone (*Fritillaria spec.*):
in Gärten eingebrachte Knollen (z. T. zwiebelähnlich)
Alpenveilchen (*Cyclamen spec.*):
kräftige, gestauchte Knolle, Zimmerpflanze S. 202

oder

b. Verdickte Wurzel rübenartig, d. h. deutlich länger als breit

Nutzpflanzen
Rote Beete (*Beta vulgaris*): meist Knollen, seltener Rüben
Zucker- und Runkelrübe (*Beta vulgaris*):
sehr große Rüben mit gelber Rinde
Mohrrübe (*Daucus carota ssp. sativus*):
gelbe, meist schlanke Rübe mit typischem Geruch,
zahlreiche züchterische Abwandlungen
Pastinak (*Pastinaca sativa*):
kräftige, helle Rübe, faserige Rinde, aromatischer Geruch
Wurzelpetersilie (*Petroselium crispum ssp. tuberosum*):
Petersiliengeruch
Schwarzwurzel (*Scorzonera hispanica*):
Wurzel schlank, schwarz berindet, enthält weißen, klebrigen Milchsaft
Bocksbart, Haferwurzel (*Tragopogon porrifolius*):
Wurzel wie Schwarzwurzel, aber mit weißer Rinde
Wurzelzichorie (*Chichorium intybus*): als Kaffeesurrogat genutzt
Rettich (*Raphanus sativus*): sehr große, helle Rübe
Speiserübe, Teltower Rübe (*Brassica rapa* var. *rapa*):
ähnlicher Wuchs wie Rettich, aber zahlreiche Zuchtformen,
u. a. die birnenförmigen Teltower Rüben

Bestimmungsschlüssel C: bei Ingestion von Wurzeln

Rapontika, Schinkenwurzel, Nachtkerze (*Oenothera biennis*): fleischige, häufig geteilte Hauptwurzel mit dicht dem Boden anliegender Blattrosette
Meerrettich (*Armoracia rusticana*): Wurzel verzweigt, mit korkiger Rinde, im 2. Jahr verholzend, typischer Geruch S. 248

Verwechslungen
Gelber Enzian (*Gentiana lutea*): sehr kräftige, tiefe Rübe S. 91
! **Bilsenkraut** (*Hyoscyamus niger*): sehr schlanke Rübe S. 81
! **Zaunrübe** (*Bryonia dioica*): tiefe, kräftige Rübe, außen querrunzelig S. 103
! **Eisenhut** (*Aconitum napellus*): kurze, meist knollige Wurzel S. 88
Löwenzahn (*Taraxacum officinale*): Wurzel enthält weißen Milchsaft S. 250
Kermesbeere (*Phytolacca spec.*): sehr tiefe, mehrköpfige Wurzel S. 197
Schmerwurz (*Tamus communis*): schmierige Schnittfläche S. 169
Schöllkraut (*Chelidonium majus*): gelber Milchsaft S. 187

Bestimmungsschlüssel D: bei Ingestion von Zierpflanzen im Hause (Zimmerpflanzen und Schnittblumen) und Balkonpflanzen

Unter den Zimmerpflanzen sind nur wenige toxikologisch relevante Pflanzen. Im Bestimmungsschlüssel sind auch einige Pflanzen ohne Giftverdacht aufgenommen, die zu häufigen Konsultationen führen.

1 a. Schnittblumen in der Vase
   ! Maiglöckchen (*Convallaria majalis*) S. 99
   ! Eisenhut u. Rittersporn (*Aconitum, Delphinium*) S. 88
   Tulpen (*Tulipa generiana*) S. 200
   Alstroemerie, Inkalilie (*Alstroemeria spec.*) S. 187
   Narzissen (*Narcissus spec.*) S. 200 → **Kap. 4**

   oder

   b. Zimmerpflanzen → 2

   oder

   c. Balkonpflanzen → 9

2 a. Zimmerfarne mit nestartigen Blättern:
   keine toxikologische Bedeutung

   oder

   b. Zimmerpflanzen, nicht farnartig → 3

3 a. Pflanzen mit fleischig verdickten Blättern
   oder Sproß (kaktusartig)
   Von bekannter Giftigkeit sind folgende Arten:
   Flammendes Käthchen (*Kalanchoe blossfeldiana*) S. 199
   Peyote (*Lophophora williamsii*), stachelloser Kugelkaktus
   (alkaloidhaltig, u. a. Mescalin).
   Königin der Nacht *(Selenicereus grandiflorus)* (glykosidhaltig)

Hinweis
Es werden sehr viele dickblättrige Pflanzen als Zimmerpflanzen kultiviert, (sog. Sukkulenten). Diese Pflanzen kommen aus verschiedenen Pflanzenfamilien, ihre toxikologische Bedeutung ist meist nicht im Einzelnen bekannt. Aufgrund ihrer Bestachelung ist ihre Ingestion unwahrscheinlich.

oder

    b. Pflanzen nicht mit fleischig verdickten Blättern oder Sproß   → 4

4 a. Windende Pflanzen mit sehr auffälligen,
großen Blüten mit zurückgeschlagenen gelbroten Blütenblättern
Hakenlilie, Ruhmesblume (*Gloriosa spec.*) S. 118

oder

    b. Pflanzen anders   → 5

5 a. Pflanzen mit weißem oder klarem Milchsaft
Christusdorn (*Euphorbia milii*) S. 197
Weihnachststern (*Euphorbia pulcherrima*) S. 196
Wunderbaum (*Codiaeum spec.*) S. 197
Gummibaum, Feigen (*Ficus elastica* und andere *Ficus*-Arten) S. 221

oder

    b. Pflanzen ohne weißen Milchsaft   → 6

6 a. Blätter rosettenartig an der Basis der Pflanze   → 7
oder

    b. Blätter nicht nur an der Basis,
sondern entlang des Sprosses verteilt   → 8

7 a. Blätter mehrfach länger als breit
Aronstabgewächse (*Zantedeschia, Spathiphyllum, Anthurium*) S. 165
Hyazinthen, Narzissen (*Hyacynthus, Narcissus*) S. 200
Klivie (*Clivia miniata*) S. 200
Bogenhanf (*Sansevieria spec.*): ohne Giftverdacht

oder

Zierpflanzen **59**

b. Blätter nicht mehrfach länger als breit
   Alpenveilchen (*Cyclamen persicum*) S. 202
      (Knolle kann lebensgefährlich sein)
   Primeln (*Primula obconica*): S. 187
      (kann zu allergischer Dermatitis führen)

8 a. Blätter mehr als handtellergroß
   Aronstabgewächse (*Anthurium, Philodendron, Monstera, Dieffenbachia*) S. 165
   Gummibaum (*Ficus elastica*) S. 221
! Totentrompete (*Datura suaveolens*) (im Winter im Haus) S. 80

   oder

b. Blätter kleiner
! Korallenstrauch (*Solanum pseudocapsicum*) S. 105
! Zierefeu (*Hedera spec.*) S. 66
   Feigenarten (*Ficus spec.*) S. 220
   Madagaskar-Immergrün (*Catharanthus roseus*) S. 102
   Flammendes Käthchen (*Kalanchoe spec.*) S. 199

9 a. Strauchartige Pflanzen
! Oleander (*Nerium oleander*) S. 101
! Rizinus (*Ricinus communis*) S. 72
! Totentrompete (*Datura suaveolens*) S. 88
   Fuchsie (*Fuchsia spec.*) z. T. strauchförmig (ungiftig)

   oder

b. Pflanzen kleiner
   Lobelie, Männertreu (*Lobelia inflata*) S. 85
   Fuchsie (*Fuchsia spec.*) (ungiftig)

Beschreibungen der Pflanzen

Pflanzen mit hohem Giftgehalt (Kategorie I)

Bei Pflanzen mit hohem Giftgehalt, die bei Aufnahme nur geringer Mengen zu einer schweren Vergiftung führen, sind schnelle therapeutische Maßnahmen erforderlich.

Eibe (*Taxus baccata* L.)

Familie
Eibengewächse (Taxaceae)

Kurzbeschreibung
Bis zu 15 m hoher Baum oder Strauch mit immergrünen Nadeln. Wuchsform meist locker und nicht streng säulen- oder pyramidenförmig (Unterschied zu anderen Nadelgehölzen). Nadeln oberseits dunkelgrün, glänzend, unterseits hellgrün und matt, mit kurzer Stachelspitze.
Die im Frühjahr erscheinenden Blüten sind unscheinbar, weibliche und männliche Blüten auf getrennten Pflanzen. Früchte einzeln oder zu wenigen gruppiert an den Zweiguntersiten, etwa kirschkerngroß, bei Fruchtreife im Spätsommer und Herbst durch den leuchtend roten Samenmantel auffallend. Der rote, schleimigweiche Samenmantel schließt den dunkelbraun-schwarzen Samen becherförmig ein. Der Samen schmeckt bitter, der rote Samenmantel süßlich.

Natürliche Vorkommen
Die Eibe kommt auch als Wildbaum vor. In Wäldern Süddeutschlands und der Alpen, kultiviert häufig in verschiedenen Zuchtformen in Gärten und Parks gepflanzt, dort meist nur Strauchhöhe erreichend.

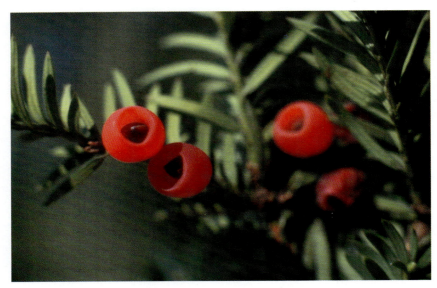

Abb. 1. Eibe (*Taxus baccata* L.). Reife Taxus-Früchte mit gut erkennbarem Samen, der vom roten Samenmantel eingehüllt wird

Züchterisch verändert sind Eiben mit säulenartigem Wuchs, überhängenden Zweigen, hellgelben und weißen Nadeln und mit gelbem Samenmantel.

Verwechslung
Zur Fruchtzeit im Herbst sind die weiblichen Eiben aufgrund der beerenartigen roten Frucht nicht zu verkennen. Die Erkennung der grünen Pflanzenteile im Falle einer Nadelningestion ist problematischer. Hilfreich ist die Frage nach Zapfen, die die Eibe ausschließen.

Bei der Frage nach der Wuchsform spricht die Angabe einer pyramidalen Wuchsform (Tannenbaum) gegen die Eibe. Die Nadeln der Eibe sind weicher als bei Tannen und Fichten, der Ansatz der Nadeln an den Ästen läuft strichförmig herab, die Zweige sind daher grün. Bei anderen Nadelbäumen besitzen die Nadeln einen runden oder kommaförmigen Ansatz an den Ästen.

Selten werden als Exoten Nadelbäume aus der Verwandtschaft der Eibe mit ganz ähnlichen Nadeln angepflanzt. Es handelt sich um die Gattungen Torreya, Cephalotaxus und Podocarpus. Die Früchte dieser Bäume ähneln denen der Eibe z. T. sehr. Die Früchte der Kopfeiben (*Cephalotaxus spec.*) sind olivenartig.

Giftigkeit
Alle Pflanzenteile mit Ausnahme des roten Samenmantels sind giftig. Besonders giftig sind alte Nadeln.
Die Gifte sind Diterpene mit alkaloidähnlicher Struktur, sogenannte Pseudoalkaloide und blausäureartige Verbindungen.
Vergiftungen treten meist durch Ingestion von Früchten (Samen) oder Nadeln auf. Eine Handvoll (50 bis 100 g) Nadeln ist für Erwachsene tödlich. Offensichtlich muß der Samen zerkaut werden, um die Gifte freizusetzen. Der ungiftige Samenmantel kann gefahrlos verspeist werden.

Symptome
Übelkeit, Schwindel, Erbrechen, Bauchschmerzen, Tremor, Somnolenz.
Bei Intoxikationen wurden Tachykardie, Rotfärbung der Lippen, Eryheme, flache Atmung, Bradykardie und Hypotonie beobachtet. Tod durch zentrale Atemlähmung.

Therapie
Gründliche primäre Giftelimination, auch noch Stunden nach der Ingestion. Von manchen Autoren wird das abschließende Spülen mit Kaliumpermanganatlösung (0,05–0,1%ig) zur Oxidation der Gifte empfohlen. Abhängig von der Symptomatik supportive Maßnahmen, spezifische Antidote sind nicht bekannt.
Ein weiterer Inhaltsstoff der Eibe ist das Taxol, ein Mitosegift, das bei Tumorerkrankungen (z. B. Mamma- oder Ovarialkarzinom) eingesetzt wird. Es wird aus der Pazifischen Eibe (*T. brevifolia*) gewonnen.

Seidelbast (*Daphne mezereum* L.)

Familie
Seidelbastgewächse (*Thymelaeaceae*)

Kurzbeschreibung
Bis zu 1,5 m hoher Strauch mit aufrechten, rutenartigen Zweigen. Die sommergrünen, ungeteilten Blätter sitzen an den Zweigenden gedrängt.

Abb. 2. Seidelbast
(*Daphne mezereum* L.).
Reife Früchte

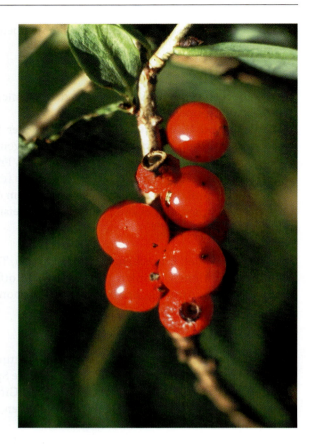

Blätter länglich, bis 8 cm lang, kurz gestielt, umgekehrt eiförmig, d. h. über der Mitte am breitesten.

Blüten im zeitigen Frühjahr vor den Blättern erscheinend, meist zu dritt gruppiert; stark duftend, aus vier, die Blütenblätter vortäuschenden Kelchblättern zusammengesetzt, Blütenfarbe rosa-fleischfarben bis weiß.

Früchte mit sehr kurzem Stiel den Zweigen ansitzend, erbsengroß, eiförmig, mit einem großen, schwarzen Samen, bei Fruchtreife im Spätsommer leuchtend rot (unreif grün). Die züchterisch veränderte Gartenform Alba trägt gelbe Beeren. Alle Pflanzenteile schmecken scharf.

Vorkommen
In Wäldern, v. a. in Buchenwäldern, Zierpflanze in Gärten.

Verwechslung

Die einsamigen, fast stiellos den rutenförmigen Zweigen ansitzenden Beeren sind sehr charakteristisch. Die einsamigen roten Beeren der Kornelkirsche (*Cornus mas*) und des Weißdorns (*Crataegus spec.*) (manchmal mehrsamig) sind größer und länger gestielt, die Sträucher größer und sparrig verzweigt, die Beblätterung anders. Die einsamigen roten Früchte des häufig in Gärten gepflanzten Goldblattes (*Aucuba japonica*) reifen im Winter. Die Blätter der Art sind gelbgescheckt. Die als Zierstrauch gepflanzte Skimmie (*Skimmia foremanii*) besitzt dreisamige und deutlich gestielte Beeren. Diese Art kann eine Kontaktdermatitis hervorrufen.

Eine seltenere Seidelbastart ist der Lorbeer-Seidelbast (*Daphne laureola*) mit blauschwarzen Früchten. Der in den Alpen vorkommende Gestreifte Seidelbast (*D. striata*, rote Früchte) und das Heideröschen (*D. cneorum*) (mit braunen Früchten) tragen ihre Blüten bzw. Früchte an den Zweigenden gebüschelt. Auch diese Seidelbastarten sind als giftig einzustufen.

Giftigkeit

Alle Pflanzenteile (auch die Blüten!) gelten als hochgiftig, besonders die Rinde und die Samen. Nach neueren Untersuchungen soll das Fruchtfleisch fast giftfrei sein. Für die Vergiftung sind wahrscheinlich Diterpene verantwortlich.

Symptome

Nach Ingestion kommt es zu Schleimhautschwellung und -entzündung, Brennen im Mund, Heiserkeit und Schluckbeschwerden, Speichelfluß, Dermatitis, Bauchschmerzen, schwerer Enteritis mit blutigen Diarrhoen. Bei Kindern sind neurologische Symptome bis zu narkoseähnlichen Zuständen beobachtet worden. Die Prognose gilt als ernst. Über letale Vergiftungen durch 10 Beeren wurde berichtet. Der Saft der Beeren kann auch äußerlich zur Hautreizung führen.

Therapie

Bei Ingestion mehrerer Beeren oder Blüten primäre Giftelimination. Symptomatische Therapie. Adstringentien zur lokalen Schleimhautbehandlung. Der Speichelfluß kann durch Atropin gestoppt werden.

Efeu (*Hedera helix* L.)

Familie
Efeugewächse (*Araliaceae*)

Kurzbeschreibung
Kletternder, immergrüner, verholzter Strauch mit ungeteilten, 3-bis 5lappigen Blättern und eiförmigen bis rautenförmigen Blättern, letztere v. a. an den Blühtrieben. Blüten in zusammengesetzten, doldigen Blütenständen, unscheinbar, grün, im Herbst und Winter blühend. Früchte erbsengroß, sehr hart, blauschwarz (unreif grün), dem Fruchtstiel gegenüber plattenartig abgeflacht, meist mit 5 Kernen. Fruchtstände aufrecht an den Zweigenden. Fruchtreife im Frühjahr.

Vorkommen
Häufig in Wäldern und Parkanlagen, auch als Zimmerpflanze.

Verwechslung
Die Blätter der Blühtriebe und der lichtexponierten Zweigen haben nicht die typische Form des Efeublatts, wie sie von den Zimmerpflanzen vertraut ist.

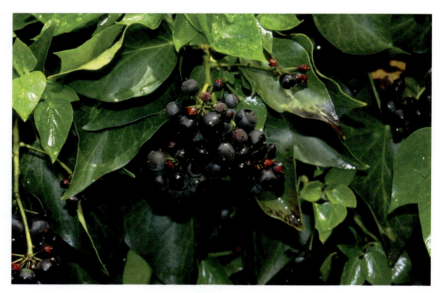

Abb. 3. Efeu (*Hedera helix* L.). Reife Fruchtdolde

Windende Pflanzen mit Trauben blauschwarzer Beeren sind die häufig gepflanzten Amerikanischen Weinreben (*Parthenocissus-Arten*) mit 3lappigen oder aus 5 Blättchen zusammengesetzten Blättern. Die weichen, saftigen Früchte sind nicht akut giftig. Eine krautige windende Pflanze ist die Schwarzbeerige Zaunrübe mit weichen, mehrkernigen Beeren in herabhängenden Fruchtständen.

Giftigkeit
Stengel, Blätter und Beeren enthalten giftige Saponine. Trotz ihres bitteren Geschmacks sind bei Kindern tödliche Vergiftungen durch Efeufrüchte aufgetreten. Die Prognose nach Ingestion zahlreicher Früchte ist ernst, da keine spezifische Therapie bekannt ist.

Symptome
Es wurden Brechdurchfälle und zentralnervöse Symptome mit Krämpfen beobachtet. Hautkontakt kann zu Exanthemen führen.

Therapie
Die Therapie beschränkt sich auf primäre Giftelimination und supportive Maßnahmen.

Weitere Araliaceen sind beliebte Zierpflanzen in Haus und Garten (x *Fatshedera*) beliebt als Bodendecker, Arten der Gattungen Polyscias, Acanthopanax als Ziersträucher beliebt). Die Schefflera und die Zimmeraralie (*Fatsia japonica*) haben ähnliche Inhaltsstoffe wie der Efeu, bilden aber in Mitteleuropa nur selten Früchte aus. Die Früchte dieser Efeuverwandten sind denen des Efeu sehr ähnlich und sie stehen ebenfalls in doldigen Fruchtständen. Von einer vergleichbaren Giftigkeit ist auszugehen.

Immergrüner Buchsbaum (*Buxus sempervirens* L.)

Familie
Buchsbaumgewächse (*Buxaceae*)

Kurzbeschreibung
Bis zu 4 m hoher Strauch oder Baum mit immergrünen, ungeteilten, eiförmigen, ledrig glänzenden Blättern von bis zu 2 cm Länge. Die Blattoberseite ist dunkelgrün, die Blattunterseite hellgrün, der Blattrand ist

Abb. 4. Immergrüner Buchsbaum (*Buxus sempervirens* L.). Sich entwickelnde Fruchtkapseln an einer Form des Buchsbaums mit gelben Blattspitzen

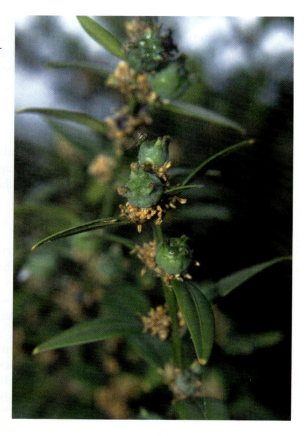

häufig eingerollt, die Blattspitze leicht eingebuchtet (daneben zahlreiche züchterische Veränderungen, u. a. mit gelb gefleckten Blättern). Blüten unscheinbar, eingeschlechtig, einhäusig, in den Blattachseln. Früchte grün-weiß-bräunliche Kapseln mit 3 durch kurze Fortsätze gehörnten Segmenten, die jeweils 2 schwarze (unreif weiße) Samen enthalten.

Vorkommen
Natürliche Vorkommen des Buchsbaums in Südeuropa, in Mitteleuropa meist gepflanzt. Beliebt ist die kleinwüchsige Form zur Einfassung von Rabatten.

Zweige des Buchsbaums werden in der Weihnachtszeit zu Schmuckgestecken verarbeitet.

Verwechslungen
Die Blätter können mit anderen immergrünen Sträuchern, z. B. der offizinellen Bärentraube (*Arctostaphylos spec.*) oder der Preiselbeere (*Vaccinium vitis-idaea*) verwechselt werden. Wenn Früchte vorhanden sind, ist eine Verwechslung mit den Beeren dieser Arten kaum möglich.

Giftigkeit
Alle Pflanzenteile, v. a. die Blätter und die Rinde enthalten toxische Steroidalkaloide, u. a. das Cyclobuxin. Tödliche Vergiftungen von Schweinen und Pferden mit Erbrechen, Diarrhoen, Krämpfen und terminaler Atemlähmung sind beschrieben worden. Für Hunde sind 0,1 g/kg Buxin tödlich, für Pferde ca. 750 g der Blätter.

Vergiftungen von Menschen sind am ehesten aufgrund von Verwechslungen der Buchsbaumblätter mit den offizinellen Folia Uvae ursi der Bärentraube denkbar.

Therapie
Eine spezifische Therapie ist nicht bekannt, daher primäre Giftelimination und supportive Maßnahmen.

Weitere nichteinheimische Buchsbaumarten werden vereinzelt in Gärten kultiviert, außerdem die ebenfalls alkaloidhaltigen Ziersträucher *Pachysandra terminalis* und *Sarcococca humilis* aus der gleichen Familie.

Gemeiner Goldregen
(*Laburnum anagyroides* Medik.)

Familie
Schmetterlingsblütengewächse (*Fabaceae*)

Kurzbeschreibung
Bis zu 7 m hoher, dornenloser Strauch mit wechselständigen, langgestielten, aus drei einzelnen Blättchen zusammengesetzten Blättern. Blüte im Frühling in großen herabhängenden Blütentrauben aus bis zu 20 gelben Einzelblüten. Früchte grüne, später braune, herabhängende, häufig anfangs seidig behaarte (später verkahlende) Hülsen von 4 bis 6 cm Länge mit nierenförmigen, dunkelbraunen bis schwarzen Samen.

Abb. 5. Goldregen (*Laburnum anagyroides* Medik.). Strauch mit noch nicht reifen Hülsen

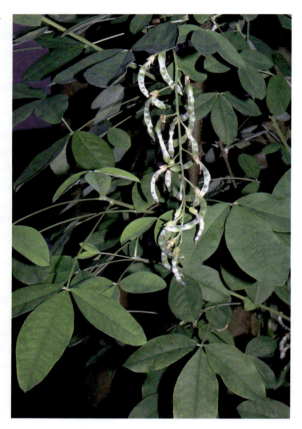

Vorkommen

Natürliche Vorkommen am Südrand der Alpen, häufig in Gärten und Parks gepflanzt. In Gärten auch nahe verwandte Arten mit violetten Blüten (*L. alpinum*).

Verwechslung

Große, dreizählige Blätter an einem schotentragenden Strauch sprechen für den Goldregen, da die meisten verholzten Hülsenfrüchtler gefiederte Blätter besitzen. Verwechslung der Schoten (= Hülsen) mit denen der Robinie und anderen Hülsenfrüchtlern können daher durch die Fiederblätter und die häufig am Stamm vorhandenen Dornen dieser Arten ausgeschlossen werden. Die schotentragenden Ginster tragen sehr kleine, dreizählige Blätter an rutenförmigen Zweigen, die Schoten sind deutlich kleiner als beim Goldregen und blattachselständig. Die Gartenbohne (*Phaseolus spec.*) besitzt wie der Goldregen dreizählige Blätter, ist aber krautig und nicht verholzt. Im Zweifelsfall, sollte bei der Zuordnung von Schoten der Bestimmungsschlüssel 1 für Schoten benutzt werden.

Dreizählige Blätter besitzen die in Nordamerika häufigen Sträucher Poison-Ivy und Poison-Oak, die bei Berührung eine schwere allergische Dermatitis verursachen können. Die Arten werden in Europa nur selten gepflanzt. Selten ist es zur Verwechslung der Blüten des Goldregens mit den als Gewürz gebräuchlichen Robinienblüten gekommen.

Giftigkeit
Alle Pflanzenteile einschließlich der Wurzeln und der Blüten sind giftig. Hauptgift ist das zentral wirksame Alkaloid Cytisin, das eine nikotinartige, zunächst stimulierende, dann lähmende Symptomatik bewirkt. Ca. 30 min nach Ingestion treten Speichelfluß, Brennen im Mund, Schweißausbruch, anhaltendes Erbrechen auf. Bei schweren Intoxikationen kommt es zu tonisch-klonischen Krämpfen, Lähmungen der Vasomotoren, schließlich Tod durch Atemlähmung.

Vergiftungserscheinungen traten bei Kindern bereits nach Genuß von 2 Samen auf. Schnell einsetzendes Erbrechen verhindert häufig die Resorption größerer Giftmengen. Kauen an der nach Süßholz schmeckenden Wurzel kann ebenfalls zur Intoxikation führen.

Therapie
Neben der Giftelimination und symptomatischer, z. B. krampflösender Therapie ist keine spezifische Therapie bekannt.

Hinweis
Die dekorativen, schwarzroten Samen aus den Schoten der tropischen Kletterpflanze Paternostererbse (*Abrus precatorius* L.) aus der gleichen Familie werden häufig zu Schmuck (z. B. in Halsketten oder zur Verzierung von Musikinstrumenten) verarbeitet und von Reisenden mitgebracht. Die Samen sind hochgiftig, geringe Mengen der aus gekauten oder aufgebissenen Samen freiwerdenden Gifte können tödlich sein.

Rizinus, Wunderbaum, Christuspalme
(*Ricinus communis* L.)

Familie
Wolfsmilchgewächse (*Euphorbiaceae*)

Kurzbeschreibung
Ein- bis mehrjähriges, kräftiges, aufrechtes Kraut mit strauchartigem Aussehen, in Europa bis zu 4 m hoch (in den Tropen bis zu 13 m). Blätter zahlreich, langgestielt, Ansatz des Blattstiels exzentrisch, Blattspreite handförmig geteilt. Blüten in endständigen, rispenförmigen Blütenständen, stockwerkartig folgen die gestielten weiblichen Blüten den ungestielten männlichen. Früchte gestielte, rundliche Kapseln mit grüner, z. T. rot überlaufener Schale, die mit weichen Stacheln besetzt sind. Jede Kapsel enthält drei der giftigen Samen, die reif braun marmoriert und 1 bis 2 cm lang sind.

Vorkommen
Häufige Zierpflanze.

Verwechslung
Pflanze mit charakteristischem Aussehen. Die mit Stacheln besetzten Früchte könnten mit Kastanien (*Aesculus hippocastanum* und *Castanea sativa*) und Stechäpfeln (*Datura spec.*) verwechselt werden, die jedoch härter bestachelt sind. In Anlagen werden auch strauchförmige Kastanien (*Aesculus spec.*) kultiviert, die z. T. wenig- und nur weichbestachelte Früchte tragen. Diese Kastanien besitzen aus 5 gestielten Einzelblättchen zusammengesetzte Blätter. Die Früchte der Gelben Pavie (*Aesculus flava*) gelten als giftig. Die mit weicheren Stacheln besetzten Früchte der krautigen Kletten (*Arctium spec.*) und Spitzkletten (*Xanthium spec.*) enthalten zahlreiche Samen im Unterschied zu den dreisamigen Früchten des Rizinus.

Giftigkeit
Giftig sind die Samen, die haselnußartig schmecken sollen. Sie enthalten neben dem Castor- oder Rizinusöl toxische Eiweiße, darunter das Lektin Ricin. Die in einem Samen enthaltene Menge Ricin ist für einen Erwachsenen tödlich. Das Gift ist im Verdauungstrakt sehr stabil und wird rasch resorbiert.

Pflanzen mit hohem Giftgehalt (Kategorie I)

Abb. 6. Wunderbaum, Rizinus, Christuspalme (*Ricinus communis* L.).
a Blätter mit Blütenstand
b Drei aus der Fruchtkapsel entfernte Rizinussamen

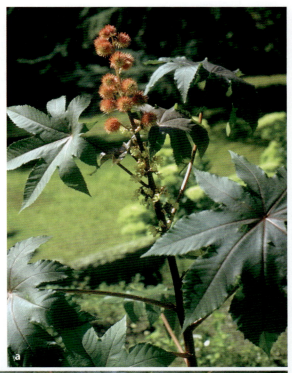

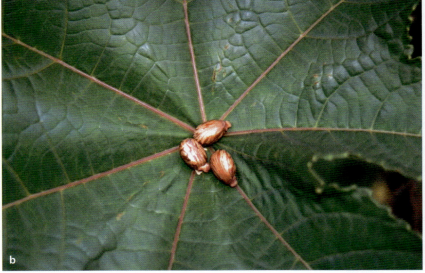

Symptome

Die Vergiftungssymptomatik kann mit einer Latenzzeit von bis zu 24 h mit Übelkeit, Erbrechen, Diarrhoe, Somnolenz, Zyanose und Nierenversagen auftreten.

Im Labor wurde ein Anstieg von GPT, GOT, LDH und Bilirubin und Hypoglykämien beobachtet. In Tabula wurden Nekrosen von Leber, Milz und Nieren nachgewiesen. Nach kutanem Kontakt mit Rizinussamen wurden allergische Exantheme beobachtet.

Therapie

Primäre Giftelimination. Stimulation der Diurese. Alkalisierung des Urins zur Prophylaxe der Schädigung der Nierentubuli. Supportive Therapie auf der Intensivstation bei Organversagen.

Allgemeines: Tollkirsche, Stechapfel, Bilsenkraut

Die Tollkirsche, der Stechapfel und das Bilsenkraut aus der Familie der Nachtschattengewächse enthalten hohe Konzentrationen der parasympatholytischen Alkaloide Atropin, Hyoscyamin und Scopolamin. Sie sind hochtoxisch und ihre Ingestion kann zum Tode führen. Diese Arten hatten offizinelle Bedeutung und sie finden wegen ihrer halluzinogenen Wirkung als Rauschmittel oder Aphrodisiakum Verwendung.

Die periphere parasympatholytische Wirkung tritt bereits bei kleinen Giftmengen auf, die zentrale Wirkung nach Aufnahme größerer Mengen. Es besteht ein Antagonismus zwischen dem zentral stimulierenden Atropin und Hyoscyamin und dem zentral sedierenden Scopolamin. Außerdem soll die atropinartige Wirkung am Myokard beim Scopolamin geringer ausgeprägt sein. In den Pflanzen überwiegen meist die zentral stimulierenden Alkaloide, beim Bilsenkraut kann der Scopolaminanteil 25 % der Gesamtalkaloide ausmachen. Auch die strauchförmigen Brugmansia-Arten (Engelstrompeten) enthalten in den Blüten hohe Scopolaminkonzentrationen.

Früher hatten die Alraune (*Mandragora officinarum*) und das Glokkenbilsenkraut (*Scopolia carniolica*) wegen ihres Alkaloidgehalts ebenfalls offizinelle Verwendung und spielten bei kultischen Handlungen als Rauschmittel eine Rolle. In Litauen wird das Glockenbilsenkraut heute noch als Aphrodisiakum verwandt. Die Pflanze kommt im südöstlichen Österreich vor. Die Alraune ist im östlichen Mittelmeergebiet verbreitet. Als Rauschmittel besonders aktuell sind die als Kübelpflanzen beliebten strauchigen Stechapfelarten (Brugmansia spec.) mit stark duftenden Blüten.

Tollkirsche (*Atropa belladonna* L.)

Familie
Nachtschattengewächse (*Solanaceae*)

Kurzbeschreibung
0,5 bis 2 m hohe Staude, häufig am Grunde verholzt. Blätter 5 bis 10 cm lang, ungeteilt, kurzgestielt. Blüten bzw. Früchte einzeln in den Blattachseln. Stengel sich durch Drüsenhaare klebrig anfühlend.

Blüten violett (selten gelb), glockig, nickend. Frucht eine kirschgroße Beere mit zahlreichen schwarzen Samen; reif glänzend schwarz (seltener gelbgrün) mit violettem Saft (unreif grün). Beere in 5zipfligem Kelch fixiert, Geschmack süßlich, Fruchtreife im Sommer. Wurzel schlank und meist verzweigt.

Charakteristisch ist der große 5zipflige Kelch am Grunde der Frucht, von dem sich die Beere kaum trennen läßt. An den Zweigen steht paarweise neben jedem großen Blatt ein kleineres Blatt (Tragblatt der Blüte).

Vorkommen
In ganz Europa in Wäldern, auch in höhergelegenen Regionen. Typisch ist das massenhafte Auftreten auf Lichtungen und Kahlschlägen.

Verwechslung
Die kirschgroßen schwarzen Früchte mit Fixierung in dem großen Kelch lassen kaum Verwechslungen zu. Die grünen Pflanzenteile können mit Sträuchern verwechselt werden. Hilfreich ist die paarige Anordnung von kleineren und großen Blättern an den Zweigen und die klebrigdrüsige Behaarung (kann selten auch fehlen).

Giftigkeit
Alle Pflanzenteile sind giftig. Die Giftkonzentrationen ist in den Früchten (Samen) am höchsten, gefolgt von Blättern und Wurzeln. Pflanzen mit

Abb. 8. a Stechapfel (*Datura innoxia* L.). Pflanze mit Blüte und herabgebogener Frucht **b** Gemeiner Stechapfel (*Datura stramonium* L.). Fruchtkapseln, zum Teil sich öffnend

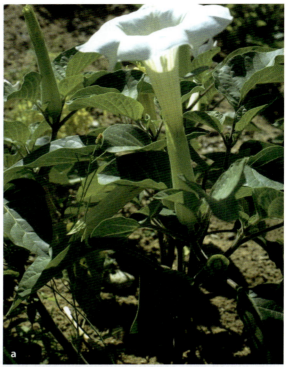

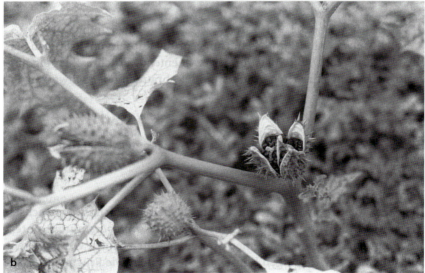

noch als Aphrodisiakum verwandt. Die Pflanze kommt im südöstlichen Österreich vor. Die Alraune ist im östlichen Mittelmeergebiet verbreitet. Als Rauschmittel besonders aktuell sind die als Kübelpflanzen beliebten strauchigen Stechapfelarten (Brugmansia spec.) mit stark duftenden Blüten.

Tollkirsche (*Atropa belladonna* L.)

Familie
Nachtschattengewächse (*Solanaceae*)

Kurzbeschreibung
0,5 bis 2 m hohe Staude, häufig am Grunde verholzt. Blätter 5 bis 10 cm lang, ungeteilt, kurzgestielt. Blüten bzw. Früchte einzeln in den Blattachseln. Stengel sich durch Drüsenhaare klebrig anfühlend.

Blüten violett (selten gelb), glockig, nickend. Frucht eine kirschgroße Beere mit zahlreichen schwarzen Samen; reif glänzend schwarz (seltener gelbgrün) mit violettem Saft (unreif grün). Beere in 5zipfligem Kelch fixiert, Geschmack süßlich, Fruchtreife im Sommer. Wurzel schlank und meist verzweigt.

Charakteristisch ist der große 5zipflige Kelch am Grunde der Frucht, von dem sich die Beere kaum trennen läßt. An den Zweigen steht paarweise neben jedem großen Blatt ein kleineres Blatt (Tragblatt der Blüte).

Vorkommen
In ganz Europa in Wäldern, auch in höhergelegenen Regionen. Typisch ist das massenhafte Auftreten auf Lichtungen und Kahlschlägen.

Verwechslung
Die kirschgroßen schwarzen Früchte mit Fixierung in dem großen Kelch lassen kaum Verwechslungen zu. Die grünen Pflanzenteile können mit Sträuchern verwechselt werden. Hilfreich ist die paarige Anordnung von kleineren und großen Blättern an den Zweigen und die klebrigdrüsige Behaarung (kann selten auch fehlen).

Giftigkeit
Alle Pflanzenteile sind giftig. Die Giftkonzentrationen ist in den Früchten (Samen) am höchsten, gefolgt von Blättern und Wurzeln. Pflanzen mit

Abb. 7. Tollkirsche (*Atropa belladonna* L.). Reife und unreife Beere mit Fruchtkelch

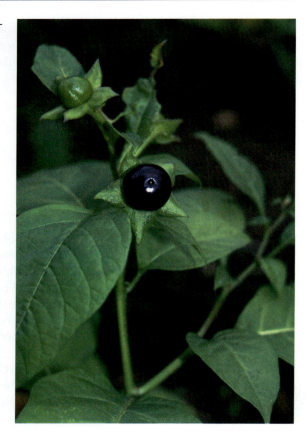

gelben Blüten und Beeren (*ssp. lutea*) und Pflanzen aus höheren Lagen sollen besonders hohe Giftkonzentrationen enthalten.

Die Alkaloide Hyoscyamin, Atropin und Scopolamin (in der Reihenfolge ihrer abnehmenden Konzentration) sind für den Menschen hochtoxisch. 3 bis 4 Beeren bei Kindern, 10 bis 20 bei Erwachsenen können tödlich sein.

Symptome
Bei Aufnahme sehr geringer Giftmengen (entsprechend 0,5 bis 2 mg Atropin) peripher parasympatholytische Symptome wie Mundtrockenheit und Mydriasis. Bei Aufnahme größerer Giftmengen Hitzegefühl, Herzrasen, Unruhe, Erregung, Halluzinationen bis zu Tobsuchtsanfällen (durch das

Überwiegen der zentral stimulierenden Alkaloide), schließlich Koma und Atemlähmung, die unbehandelt zum Tode führen.

Klinische Zeichen: Gesichtsrötung, trockene Schleimhäute, Pupillenerweiterung, Tachykardie, Fieber.

Therapie
Krankenhausbehandlung. Primäre Giftentfernung durch Magenspülung (auf ausreichend gleitfähigen Magenschlauch achten). Fiebersenkung. Sedativa bei zentraler Erregung, z. B. Diazepam oder Barbiturate. Als Antidot Physostigmin 1 bis 2 mg i.v., bei Bedarf alle 20 Minuten wiederholen. Bei Atemlähmung Beatmung. Bei rechtzeitiger Therapie gute Prognose.

Weißer Stechapfel (*Datura stramonium* L.)

Familie
Nachtschattengewächse (*Solanaceae*)

Kurzbeschreibung
Bis zu 1 m hohes, einjähriges, meist reich verzweigtes Kraut mit ungeteilten, eiförmigen bis rautenförmigen Blättern mit buchtig gezähntem Blattrand. Blüten bzw. Früchte einzeln aufrecht in den Verzweigungsgabeln, kurz gestielt.

Blüten trompetenförmig, aufrecht, weiß oder blau, 5zipflig.

Früchte etwa walnußgroße, eiförmige, grüne Kapseln mit kräftigen Stacheln (Stechapfel!), im Spätsommer erscheinend. Früchte 4klappig aufspringend, mit zahlreichen graupengroßen, braunen oder schwarzen Samen.

Vorkommen
Häufig in Städten und Dörfern auf vernachlässigten Geländen, auch in Gärten.

Verwechslung
Die Stechäpfel können mit anderen bestachelten Früchten verwechselt werden. Die Früchte der Roßkastanie (*Aesculus hippocastanum*) unterscheiden sich durch den einzelnen großen, braunen Samen von der ebenfalls festen, aber vielsamigen Kapsel des Stechapfels. Die Früchte der Klet-

Abb. 8. a Stechapfel (*Datura innoxia* L.). Pflanze mit Blüte und herabgebogener Frucht **b** Gemeiner Stechapfel (*Datura stramonium* L.). Fruchtkapseln, zum Teil sich öffnend

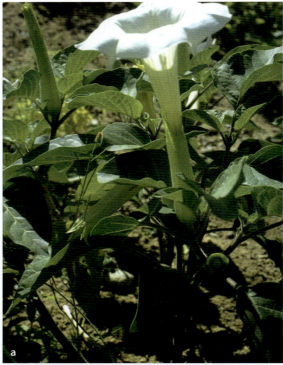
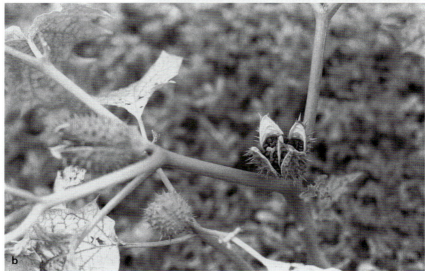

duften sehr stark, v. a. nachts. Frucht eine schmal zylindrische, herabhängende Kapsel.

Vorkommen
Kultiviert in Gärten, häufige Kübelpflanze.

Giftigkeit
Angaben unter Stechapfel.

Schwarzes Bilsenkraut (*Hyoscyamus niger* L.)

Familie
Nachtschattengewächse (*Solanaceae*)

Kurzbeschreibung
Ein- oder zweijähriges Kraut, bis zu 80 cm hoch, unverzweigt (einjährig) oder ab der Mitte verzweigt (zweijährig), durch drüsige Haare (auch an Kelchblättern und Fruchtkapseln) klebrig und unangenehm riechend (drüsige Behaarung an den Blättern nicht immer ausgeprägt).
   Untere Blätter gestielt, obere ungestielt, eiförmig länglich, ungeteilt, buchtig gezähnt.
   Blüten an den Ästen einseitswendig in dichter Folge mit kurzen Stielen sitzend. Blüte glockig, Blütenblätter schmutziggelb mit violetten Adern. Blütezeit im Sommer.
   Früchte grüne, halbkugelige bis längliche, zweiklappige Kapseln mit zahlreichen Samen, an der Spitze mit dem verbleibenden Blütenkelch kronenartig besetzt. Samen weiß, gelb oder schwarz. Wurzel rübenförmig verdickt.

Vorkommen
Auf Schutt und in Unkrautfluren, vereinzelt auch in Gärten (Verwechslungsgefahr mit Gemüsepflanzen!).
   Verwechslung der Blätter mit anderen auf Schuttstandorten vorkommenden Nachtschattengewächsen denkbar, z. B. mit der Giftbeere (*Nicandra physalodes*) oder der Judenkirsche (*Physalis alkekengi*). Hilfreich ist die fehlende drüsige Behaarung dieser Arten sowie die völlig anders gestalteten Früchte. Der Schwarze Nachtschatten (*Solanum nigrum*) kann durch seinen Kartoffelgeruch , die schwarzen Beerenfrüchte und die fehlende,

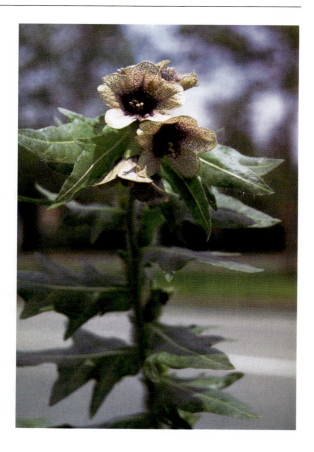

Abb. 10. Schwarzes Bilsenkraut (*Hyoscyamus niger* L.). Blühende Pflanze

oder zumindest gering ausgeprägte Düsenbehaarung vom Bilsenkraut unterschieden werden.

Die Wurzel des Bilsenkrauts kann mit Gemüsewurzeln verwechselt werden, z. B. mit der Schwarzwurzel (*Scorzonera hispanica*) oder dem Pastinak (*Pastinaca sativa*). Hilfreich ist der beim Bilsenkraut fehlende klebrig weiße Milchsaft der Schwarzwurzel und der Möhrengeruch der Pastinakwurzel. Die Wurzel der Schwarzwurzel ist außerdem schwarz berindet.

Außerdem wurden Bilsenkrautsamen mit Mohnsamen verwechselt. Die typische Deckelkapsel des Mohns ist deutlich von der kleineren zweiklappigen Kapsel des Bilsenkrauts unterscheidbar.

Giftigkeit
In Wurzel, Blättern und Samen befinden sich toxische Alkaloide (in ansteigender Konzentration). Hauptalkaloid ist das Hyoscyamin. Der Scopolaminanteil liegt relativ hoch, so daß die zentral sedierenden Symptome und damit die Gefahr der Atemlähmung trotz der insgesamt gegenüber Stechapfel und Tollkirsche geringeren Alkaloidkonzentration groß ist.

Getrocknetes Bilsenkraut kann Bestandteil halluzinogener Tees sein.

Therapie
(siehe Tollkirschvergiftung S. 75).

Virginischer Tabak (*Nicotiana tabacum* L.)

Familie
Nachtschattengewächse (*Solanaceae*)

Kurzbeschreibung
Aufrecht wachsendes einjähriges (selten mehrjähriges) Kraut, z. T. oberwärts verzweigt, bis zu 3 m hoch. Blätter groß (bis zu 50 cm), wechselständig, sitzend oder sehr kurz gestielt (Blattstiel schmal geflügelt), ungeteilt, länglich oval, spitz, Blattrand glatt. Blätter, Stengel und Blütenkelch sich durch drüsige Behaarung klebrig anfühlend.

Blüten zahlreich in endständigen Rispen. Die lange Blütenröhre weit aus dem grünen Kelch herausragend. Blütenkrone 5zipfelig, karminrot.

Frucht eine zweiklappige, grüne Kapsel mit zahlreichen Samen.

Während der Ernteperiode werden die Blätter von unten nach oben im Verlaufe mehrerer Wochen entfernt.

Vorkommen
In der Regel nur in feldmäßigem Anbau, zuweilen auch auf Schutt verwildert.

Verwechslung
Verwechslungen mit anderen sehr großen Blättern, z. B. vom Sachalin-Knöterich (*Reynoutria sachalinensis*) sind denkbar. Die Art unterscheidet sich durch gestielte Blätter ohne Drüsenbehaarung. Weitere Tabake werden als Zierpflanzen kultiviert, z. B. *Nicotiana glauca* mit unbehaarten, blaugrünen Blättern und gelben röhrenförmigen Blüten, außerdem *N. ala-*

Abb. 11. Virginischer Tabak (*Nicotiana tabacum* L.). Detail aus dem Blütenstand

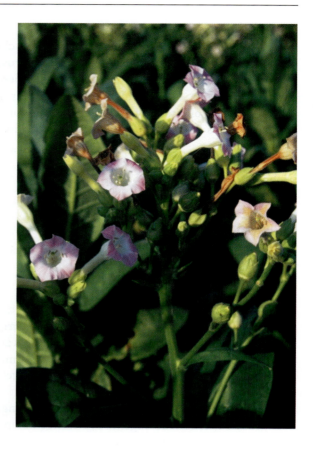

ta mit grünen Blüten. Der Ziertabak (*Nicotiana x sanderae*) mit großen, roten Blüten ist als Sommerblume in Mode gekommen. Gelegentlich könnte außerdem der Bauerntabak (*Nicotiana rustica*) gefunden werden, der früher die wirtschaftliche Bedeutung des Virginischen Tabaks hatte. Er ist deutlich kleiner als der Virginische Tabak, hat gestielte Blätter und gelbgrüne Blüten. Diese Tabake sind toxikologisch wie der Virginische Tabak zu bewerten. Über Verwechslung der Samen mit Mohnsamen wurde berichtet. Die Unterscheidung der zweiklappigen Kapsel des Tabaks von der großen Deckelkapsel des Schlafmohns ist unproblematisch.

Giftigkeit
Mit Ausnahme der reifen Samen sind in allen Pflanzenteilen das hochtoxische Alkaloid Nikotin und weitere Alkaloide enthalten. Die höchste Nikotinkonzentration liegt in den Blattspitzen vor. Für einen Erwachsenen sind 40 bis 60 mg des Nikotins tödlich. Die Resorption der Alkaloide ist über die intakte Haut möglich; daher kommt es zu gewerblichen Intoxikationen bei Tabakpflückern. Nikotinvergiftungen in der Landwirtschaft wurden außerdem beim Sprühen nikotinhaltiger Insektizide beobachtet.

Als Ursache von Nikotinintoxikationen stehen heute die Ingestion von Rauchwaren durch Kinder im Vordergrund. Gefährlicher als der (saure) Zigarettentabak scheint der (alkalische) Pfeifen, Zigarren- oder Kautabak zu sein.

Symptomatik
Nikotin ist eine ganglionär wirksame Substanz, die dosisabhängig zur Stimulation oder zur Lähmung vegetativer Ganglien führt. Brennen im Mund, Übelkeit, Erbrechen, Zittern, Zucken und krampfartige Schmerzen der Extremitäten, krampfartige Bauchschmerzen, Pektangina (Koronarspasmen), Krämpfe, Bradykardie und zentrale Atemlähmung. Abhängig von der aufgenommenen Giftmenge zuerst Miosis, dann Mydriasis.

Therapie
Bei peroraler Aufnahme Kohle, Magenspülung mit 0,01–0,02%iger Kaliumpermanganatlösung. Bei schwerer Symptomatik Intensivtherapie. Nach perkutaner Aufnahme gründliche Hautreinigung. Bei Pektangina Nitrate.

Nebenbemerkung
Das in der blaublühenden Lobelie oder Männertreu (*Lobelia inflata*) enthaltene Alkaloid Lobelin ist ebenfalls ganglionär wirksam. Die Art ist eine beliebte Sommerblume, v. a. in Blumenkästen. Symptomatische Vergiftungen sind aber höchstens durch offizinelle Aufgüsse zu erwarten.

Schlafmohn (*Papaver somniferum* L.)

Familie
Mohngewächse (*Papaveraceae*)

Kurzbeschreibung
Bis zu 1,5 m hohes, einjähriges Kraut mit endständiger Blüte bzw. Frucht. Blätter und Stengel blaugrün bereift, Blätter ungeteilt und stengelumfassend, mit gesägtem Blattrand. Blüten einzeln endständig an borstig behaarten Blütenstielen, die 4 großen Blütenblätter sind weichlappig, weiß, rot oder violett (z. T. auch gefüllte Blüten). Frucht eine kräftige, zylinderförmige bis kugelige, gekammerte Kapsel, die durch eine abgeflachte Narbenplatte deckelartig abgeschlossen wird, die Streulöcher für die zahlreichen nierenförmigen gelben, braunen oder schwarzen Samen offenläßt. Die gesamte Pflanze enthält einen weißen Milchsaft. Wurzel einfach, ungeteilt.

Vorkommen
Kultiviert in Gärten und auf Feldern, häufig verwildert, z. B. auf Schuttplätzen.

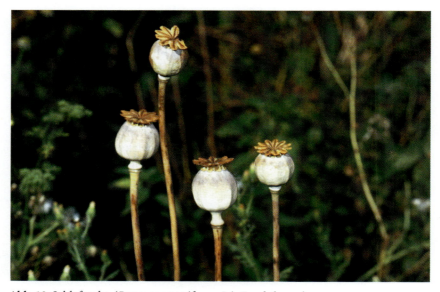

Abb. 12. Schlafmohn (*Papaver somniferum* L.). Fruchtkapseln

Verwechslung
Verwechslung der Samen mit Tabak-, Bilsenkraut- und Herbstzeitlosensamen sind vorgekommen. Die Verwechslung mit Bilsenkraut und Herbstzeitlose sollte wegen der giftigen Samen dieser Arten sorgfältig ausgeschlossen werden. Reife Samen des Tabaks sind ebenso unbedenklich wie reife Mohnsamen. Die in Mitteleuropa als Getreideunkräuter vorkommenden Mohnarten (*Papaver rhoeas, P. argemone, P. dubium*) können ebenfalls zu Intoxikationen führen, jedoch ist ihr Gehalt an Morphin deutlich geringer als beim Schlafmohn. Der in Gärten häufig gepflanzte mehrjährige Riesenmohn (*Papaver orientale*) mit sehr großen Blüten ist ebenfalls alkaloidhaltig, wobei die Zusammensetzung der Alkaloide anders als beim Schlafmohn ist (überwiegen des Thebains) und daher eine andere Symptomatik zu erwarten ist.

Giftigkeit
Abgesehen von den reifen Mohnsamen enthalten alle Pflanzenteile im Milchsaft ca. 25 toxische Alkaloide in hoher Konzentration, v. a. Morphin, Codein, Narkotin und Papaverin sowie Thebain. Die höchste Alkaloidkonzentration liegt in der Kapselwand im Stadium der Vorreife kurz nach Abfallen der Blütenblätter vor. Die unreifen Samen enthalten ebenfalls Alkaloide in relevanter Menge. Vergiftungen treten meist durch unsachgemäße medizinische Anwendung der pflanzlichen Droge durch Laien auf.

Die Symptomatik der Opiumvergiftungen resultiert aus den komplexen Wechselwirkungen der Einzelkomponenten, deren Wirkung als Reinsubstanzen dem Mediziner meist vertraut sind. Die spasmogene Wirkung des Morphins tritt durch die peripher relaxierende Wirkung des Papaverins kaum in Erscheinung.

Symptomatik
Analgesie, Schwindel, Benommenheit, Somnolenz bis Koma. Zentrale Atemdepression, zunächst Bradypnoe, später Cheyne-Stokescher Atmungstyp und Apnoe. Im fortgeschrittenen Stadium Hypothermie. Wichtigstes klinisches Zeichen ist die hochgradige Miosis trotz Hypoxie und Zyanose.

Therapie
Dekontamination, u. a. mit Spülung des Magens mit einer 0,5 bis 1%igen Kaliumpermanganatlösung. (Umwandlung des Morphins in Pseudomorphin im Magen). Atemanaleptika. Beatmung. Spezifisches Antidot: Narcanti, initial 0,4 mg i.v., abhängig von der Symptomatik weitere Injektionen.

Eisenhut (*Aconitum napellus* L.)

Familie
Hahnenfußgewächse (*Ranunculaceae*)

Kurzbeschreibung
Bis 1,5 m hohes, aufrechtes, mehrjähriges Kraut mit dunkelgrünen, 5- bis 7teiligen, tief in schmale Lappen zerschlitzten Blättern mit kurzem Stiel. Blüten blau, helmförmig, ohne Blütensporn, in dichten endständigen, z. T. verzweigten Blütenständen. Früchte aufrechte, an der Basis verwachsene, grüne Bälge mit zahlreichen schwarzglänzenden Samen. Wurzel knollig oder rübenartig verdickt, zur Blütezeit zweiknollig.

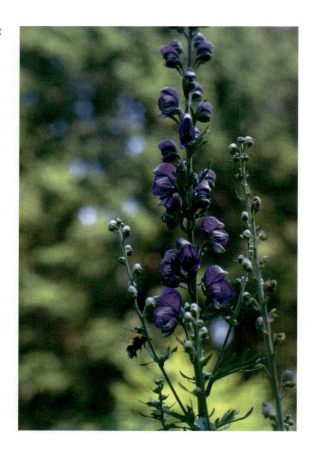

Abb. 13. Blauer Eisenhut (*Aconitum napellus* L.). Blütenstand

Vorkommen
In Wäldern, an Bachufern bis in die subalpine Region, kultiviert in Gärten.

Verwechslung
Die Blätter sind nur schwer von ähnlichen Blättern verwandter Arten unterscheidbar, daher unbedingt auf Blüten achten. Ähnliche Blätter besitzen die Trollblume (*Trollius europaeus*) mit gelben Blüten und die Ritterspornarten (*Consolida spec.*, *Delphinium spec.*), das Frühlingsadonisröschen (*Adonis vernalis*) und die Küchenschellen (*Pulsatilla spec.*). Die letztgenannten Arten wachsen auf trockenen Standorten und sind deutlich niedriger als der Eisenhut. In Gärten besitzen auch die geteilten Blätter des Tränenden Herz (*Dicentra spectabilis*) eine gewisse Ähnlichkeit mit denen des Eisenhuts. Vom Tränenden Herz sind bisher keine Vergiftungen bekannt geworden, in der Wurzel wurden jedoch Alkaloide nachgewiesen. Die helmförmige Blüte ohne Blütensporn unterscheidet den Eisenhut von den ebenfalls blauen Ritterspornblüten mit spornartigem Blütenfortsatz (siehe Hinweis auf S. 90).

In Gärten besteht die Gefahr der Verwechslung mit Gemüsepflanzen (siehe Hinweis auf S. 90), u. a. mit Meerrettichwurzeln.

Im Gebiet kommen weitere Eisenhutarten vor, darunter der blaublühende Wolfseisenhut (*Aconitum variegatum*) und der gelbblühende Wolfseisenhut (*Aconitum vulparia*). Darüber hinaus muß man in Gärten mit nicht einheimischen Eisenhutarten rechnen, auch mit dem besonders giftigen, indischen *Aconitum ferox*. Alle Eisenhutarten sind toxikologisch wie der Blaue Eisenhut einzustufen. Die Balgfrüchte des Eisenhuts gleichen denen der Akelei, einer beliebten Gartenpflanze. Die dunkelbraunen Samen der Akelei (*Aquilegia vulgaris*) müssen aufgrund einzelner Berichte auch als toxisch eingestuft werden.

Eisenhutarten und Rittersporne werden im Blumenhandel als Schnittblumen angeboten.

Giftigkeit
Der Eisenhut ist durch seinen Gehalt an Diterpenalkaloiden (vorwiegend Aconitin) hochgiftig. Die Alkaloide befinden sich in allen Pflanzenteilen, auch in den Blüten und in der Wurzelknolle. Als letale Dosis für Erwachsene gelten 3 bis 6 mg Aconitin oder 10 g der Wurzel. Das Gift kann nach Berührung von Pflanzenteilen transkutan resorbiert werden.

Symptome
Die Vergiftungssymptome setzen wenige Minuten nach der Ingestion ein: Kribbeln und Brennen im Mund, an Fingern und Zehen. Ausbreitung der Parästhesien und heftiger Schmerzen über den gesamten Körper bei gleichzeitiger Sensibilitätsstörung (Anästhesia dolorosa). Erbrechen, Koliken, Durchfälle und Lähmungen der peripheren Muskulatur. Bradykardie durch direkte Wirkung des Aconitins am AV-Knoten. Tod durch Atemlähmung und Herzversagen bei meist bis zum Schluß erhaltenem Bewußtsein.

Therapie
Dekontamination. Intensivüberwachung, Stützung der vitalen Funktionen, Sedierung. Keine spezifischen Antidote verfügbar.

Hinweis auf verwandte Pflanzen
Die mit dem Eisenhut nahe verwandten blaublühenden Rittersporne sind aufgrund ihres Alkaloidgehalts als Giftpflanzen einzustufen, wenn auch als weniger gefährlich als der Eisenhut. Der Hohe Rittersporn (*Delphinium elatum*) und der Gartenrittersporn (*Consolida ajacis*) sind beliebte Gartenpflanzen, sie haben weniger fein zerschlitzte Blätter als der Eisenhut und einen anderen Blütenaufbau mit dem charakteristischen nach hinten gerichteten röhrenförmigen Blütensporn. Der einjährige Feldrittersporn (*Consolida regalis*) kann höchstens durch Getreideverunreinigung zur Intoxikation führen. Lebensbedrohliche Vergiftungen von Vieh mit einer Ritterspornart (*Delphinium barbeyi*) konnten erfolgreich mit Physostigmin behandelt werden.

Das seltene Heidekrautgewächs Poleiblättrige Gränke (*Andromeda polifolia*) enthält mit Andromedotoxin ein Gift mit aconitinähnlicher Wirkung. Vergiftungen beim Vieh kommen gelegentlich vor, Menschenintoxikationen sind unwahrscheinlich. Allerdings sind mehrfach z. T. lebensbedrohliche Intoxikationen nach Genuß andromedotoxinhaltigen Honigs aus dem Norden der Türkei bekannt geworden. Die führende Symptomatik war eine lebensbedrohliche Bradykardie.

Weißer Germer (*Veratrum album* L.)

Familie
Liliengewächse (*Liliaceae*)

Kurzbeschreibung
Bis zu 1,5 m hohe krautige Pflanze mit großen, ungeteilten, wechselständigen, entlang der Nervatur längsgefalteten Blättern; die oberen gestielt, zur Basis hin halb- bis ganzstengelumfassend. Blüten symmetrisch, mit 6 Blütenblättern, weiß, gelb oder hellgrün mit grüner Äderung in endständigen, rispigverzweigten, dichten Blütenständen. Frucht eine 3fächerige Kapsel mit zahlreichen Samen. Wurzel aus mehreren fingerförmigen Einzelwurzeln von etwa gleicher Stärke zusammengesetzt.

Vorkommen
In den Alpen und höheren Mittelgebirgen.

Verwechslung
Häufig Verwechslung mit dem Gelben Enzian (*Gentiana lutea*, Abb. S. 92), der anhand seiner gegenständigen Blätter und der trichterförmigen gelben Blüten vom Germer unterschieden werden kann. Die zum Schnapsbrennen begehrte Wurzel des Gelben Enzians ist oberseits eine kräftige Knolle, die sich erst im unteren Teil in verschiedene Einzelwurzeln verzweigt. Verwechslungen der recht ähnlichen Baldrianwurzel (*Valeriana spec.*) mit der Germerwurzel sind ebenfalls vorgekommen. Die gefiederten Blätter des Baldrians sind ein gutes Unterscheidungsmerkmal gegenüber Germer mit seinen ungeteilten Blättern.

In Südosteuropa kommt eine weitere Germerart, der Schwarzblütige Germer (*Veratrum nigrum*) vor, der gelegentlich als Zierpflanze gehalten wird.

Giftigkeit
Toxische Alkaloide sind in allen Pflanzenteilen vorhanden. Transkutane Resorption der Gifte ist möglich. Früher Verwendung als Pfeilgift.

Symptomatik
Kurz nach Ingestion Brennen der Schleimhäute, Salivation, Niesen, Parästhesien, später Anästhesie (Anästhesia dolorosa). Erbrechen, Durchfälle,

Abb. 14. a Weißer Germer (*Veratrum album* L.). Blütenstand **b** Verwechslung: Gelber Enzian (*Gentiana lutea* L.)

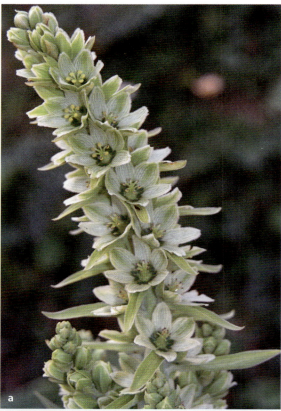

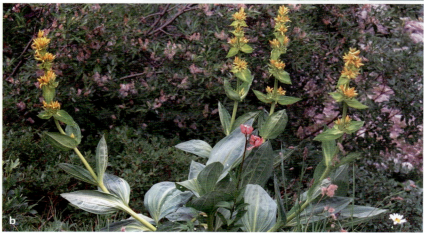

Blutdruckabfall, Bradykardie, Krämpfe, Atemstillstand. Der Krankheitsverlauf ähnelt dem einer Aconitinvergiftung. Die Prognose gilt als ernst.

Therapie
Giftentfernung, Spülung des Magens mit Kaliumpermanganatlösung. Intensivüberwachung. Bei Bradykardie Atropin.

Hinweis
Pulverisierte Wurzeln des Weißen Germers (Rhizoma Veratri plv.) können in Niespulvern enthalten sein. In den 80er Jahren wurde mehrfach über Intoxikationen durch Niespulver berichtet.

Allgemeines: Digitalisglykosidhaltige Pflanzen

Herzwirksame (Digitalis-) Glykoside sind in den Fingerhutarten und weiteren Pflanzen enthalten. Abgesehen von Vergiftungen durch die Fingerhutarten, das Maiglöckchen und den Oleander sind symptomatische Vergiftungen mit digitalisglykosidhaltigen Pflanzen selten, da die Gifte in zu geringer Konzentration vorliegen, ihr meist bitterer Geschmack von der Ingestion abhält und die intestinale Resorption gering ist.
  Pharmakologische Bedeutung haben die Fingerhutarten *Digitalis purpurea* und *D. lanata* als Lieferanten des Digoxins und Digitoxins, die im Mittelmeergebiet heimische Meerzwiebel (*Urginea maritima*) (*Proscillaridin*), die aus dem tropischen Afrika stammende Liane Strophantus gratus (*Strophantin*), das Maiglöckchen (Convallatoxin, schlecht resorbierbar) und Auszüge aus Adonis vernalis sowie Helleborus niger.
  Die Inhaltsstoffe des Weißdorns (*Crataegus oxyacantha*) sind Tannine mit einer nichtdigitalisartigen Wirkung am Myokard.
  Pflanzen mit nur mäßigem und geringen Glykosidgehalt, von denen in der Regel keine Vergiftungsgefahr ausgeht sind: Christrosen (*Helleborus spec.*), Pfaffenhütchen *(Evonymus spec.)*, Goldlack (*Cheiranthus cheiri*), Kronwicke (*Coronilla varia*), Weißwurzarten (*Polygonatum spec.*), Gottesgnadenkraut (*Gratiola officinalis*).

Digitalisintoxikation
Digitalisglykoside aus Fingerhutarten und Digitaloide aus anderen Pflanzenarten können zu lebensbedrohlichen Intoxikationen führen. Die Digi-

taliswirkung am Myokard und dem kardialen Reizleitungssystem ist Medizinern vertraut, ebenso die geringe therapeutische Breite pharmazeutischer Digitalispräparate.

Symptome
Typische Symptome der Digitalisintoxikation sind Übelkeit, Erbrechen und zerebrale Symptome wie Halluzinationen und Delirien, optische Sensationen, v. a. Xanthopie. Daneben treten Herzrhythmusstörungen mit Bradykardie, AV-Blockierungen und komplexen ventrikulären Rhythmusstörungen auf. Ventrikuläre Rhythmusstörungen werden durch Digitalis vorwiegend am (meist ischämisch) vorgeschädigten Myokard verursacht, während die Überleitungsstörungen häufig auch am gesunden Myokard auftreten.

Labordiagnostik
Diagnostisch hilfreich sind die kommerziellen Radioimmunoassays zur Bestimmung der Reinsubstanzen Digoxin und Digitoxin, die eine hohe Kreuzreaktivität mit anderen Digitalisglykosiden aufweisen. Da die toxische Potenz der Digitalisglykoside von der Serumkonzentration der Elektrolyte Kalium und Calcium abhängt, sollten diese neben dem S-Kreatinin bestimmt werden.

Therapie
Über die Pharmakokinetik der aufgenommenen pflanzlichen Glykoside kann meist nur spekuliert werden. Für die Therapie wäre es hilfreich zu wissen, ob die Elimination vorwiegend hepatisch wie beim Digitoxin oder renal wie beim Digoxin erfolgt.

Therapeutisch ist zunächst die primäre Giftelimination mit gründlicher Magenspülung und anschließender Kohleinstillation erforderlich. Die Unterbrechung der enterohepatischen Rezirkulation der Glykoside mit Cholestyramin ist bei hepatisch eliminierten Glykosiden wirksam. Cholestyramin sollte einschleichend dosiert werden, die Dosis kann bis zu 3 oder 4 g/d gesteigert werden. Bei symptomischer Digitalisintoxikation ist eine Überwachung auf einer Intensivstation angezeigt.

Eine begleitende symptomatische Therapie der Herzrhythmusstörungen ist erforderlich.

Digoxin-Antikörper
Bei lebensbedrohlichen Intoxikationen mit natürlichen Digitalisglykosiden muß die Therapie mit Digoxin-Antikörpern erwogen werden. Der Wert der Therapie mit Digoxin-spezifischen Fab-Fragmenten bei lebensbedrohlichen Intoxikationen mit Reinglykosiden ist unumstritten. Es existieren bislang nur wenige Erfahrungen mit Digoxin-spezifischen Fab-Fragmenten bei Pflanzenintoxikationen. Es bleibt unklar, ob das Bindungsvermögen der Fab-Fragmente für die natürlichen Glykoside ausreicht. Eine erfolgreiche Therapie mit den Antikörperfragmenten bei Oleanderintoxikationen wurde beschrieben, nicht beeinflußbar war der Krankheitsverlauf bei einer Intoxikation mit natürlichem Fingerhutextrakt. Ein Problem bei Intoxikationen mit natürlichen Glykosiden stellt die Dosierung der Antikörper dar. Anders als bei Vergiftungen mit Tabletten ist der Glykosidgehalt der aufgenommenen Pflanzen nicht bekannt. Außerdem beruht die Messung der Plasmakonzentration der natürlichen Glykoside auf einer quantitativ nicht genau bekannten Kreuzreaktion der Assays gegen Digoxin und Digitoxin. In dieser Situation wird man in der Regel die empfohlene blinde Dosierung von 6 × 80 mg (6 × 1 Ampulle) wählen.

Die Digoxin-Fab-Fragmente werden durch Immunisierung von Schafen mit bovinem Albumin-Digoxin-Komplex gewonnen. Die Fab-Fragmente sind weniger immunogen als die kompletten IgG-Antikörper. Die Schafglobulinallergie ist eine Kontraindikation zum Einsatz der Antikörper. Zum Ausschluß der Allergie ist vor jeder Infusion die Testung mit Intrakutan- oder Konjunktivaltest notwendig.

Extrakorporale Therapie
Die antikörpergebundenen Glykoside werden bei normaler Nierenfunktion renal eliminiert. Bei Niereninsuffizienz muß die immunologische Inaktivierung in Kombination mit Hämoperfusion oder Plasmaseparation durchgeführt werden, um die Immunkomplexe zu entfernen. Die Kombination der Therapie mit Digoxinspezifischen Fab-Fragmenten und einer Hämoperfusion mit Agarose-Polyacrolein als Absorptionsmedium erwies sich in Tierexperimenten als vielversprechend.

Bei lebensbedrohlichen Intoxikationen mit Digitalisglykosiden wurden auch unabhängig von der Therapie mit Digoxinspezifischen Fab-Fragmenten extrakorporale Blutreinigungsverfahren eingesetzt.

Die Kasuistiken zum Einsatz der Hämoperfusion dokumentieren unterschiedliche Erfahrungen. Aufgrund der hohen Verteilungsvolumina der

Glykoside können nur geringe Anteile der aufgenommenen Menge eliminiert werden.

Roter Fingerhut (*Digitalis pupurea* L.)

Familie
Braunwurzgewächse (*Scrophulariaceae*)

Kurzbeschreibung
Zweijähriges Kraut, bildet im ersten Jahr eine Blattrosette mit langgestielten, eiförmigen bis zu 30 cm großen Blättern, die unterseits und am rinnigen Blattstiel filzig weich behaart sind. Blattnerven unterseits stark hervortretend.

Im zweiten Jahr Blattrosette und beblätterter, aufrechter Stengel (bis zu 1,5 m hoch) mit einseitswendigem, reichblütigem Blütenstand. Blüten glockig (Fingerhut!), nach unten geöffnet, innen gefleckt, Kelch fünfzipflig. Farbe meist zartrot bis weiß.

Frucht eine zweifächerige braune Kapsel mit zahlreichen braunen Samen. Verästelte Pfahlwurzel.

Vorkommen
Weitverbreitet in Mitteleuropa. Häufig sind Vorkommen auf Kahlschlägen von Wäldern. Zierpflanze in Gärten.

Verwechslung
Die Blätter werden häufig verwechselt, während die charakteristischen Blüten meist erkannt und gemieden werden. In Gärten können die Blätter der großblütigen, als Zierpflanzen kultivierten Königskerzen (*Verbascum spec.*) für Digitalisblätter gehalten werden. Die Königskerze bildet im ersten Jahr Blattrosetten ohne Blütenstand aus. Die in Frage kommenden Arten unterscheiden sich durch die dichte filzige Behaarung auch der Blattoberseiten und die fast ungestielten Blätter. Die gelben Blüten bilden keine fingerhutartige Röhre. Die häufig kultivierten, Blattrosetten ausbildenden Nachtkerzen (*Oenothera spec.*) unterscheiden sich durch ihre kahlen, völlig glatten Blätter, die der Gemüsepflanzen Borretsch (*Borago spec.*) und Beinwell (*Symphytum spec.*) durch ihre rauhe Blattbehaarung vom Fingerhut.

Abb. 15. a Roter Fingerhut (*Digitalis purpurea* L.). Teil des Blütenstandes **b** Roter Fingerhut (*Digitalis purpurea* L.). Blattrosetten des Roten Fingerhuts

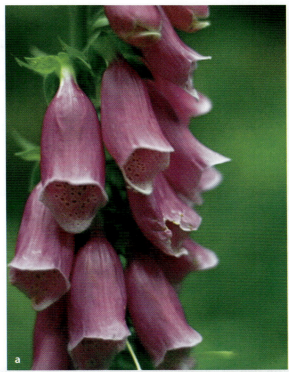

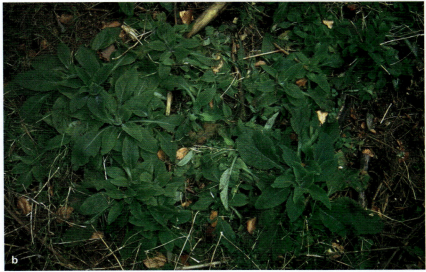

Giftigkeit
Die herzwirksamen Glykoside sind in allen Pflanzenteilen, v. a. in den Blättern enthalten. 2 bis 3 Blätter gelten als letal. Außerdem liegen Saponine mit schleimhautreizender Wirkung vor. Aufgrund des bitteren Geschmacks der Pflanze und des meist nach Genuß einsetzenden Erbrechens sind schwere Intoxikationen selten.

Die Digitalisintoxikation ist vielen Medizinern als Folge einer Überdosierung von Digitoxin oder Digoxin bekannt (s. oben)

Symptome
Übelkeit, heftiges, anhaltendes Erbrechen, Sehstörungen, Xanthopsie, delirante Symptome, Halluzinationen, Herzrhythmusstörungen, Bradykardie, Extrasystolie (Bigeminus).

Diagnostik und Therapie
Primäre Giftelimination. EKG und Monitorüberwachung, Elektrolyte, Digoxin/Digitoxin-Assay zur Abschätzung der aufgenommen Menge.

Therapiehinweise auf S. 94.

Weitere Fingerhutarten

Von den ca. 20 Fingerhutarten dienen der Wollige Fingerhut (*Digitalis lanata*) und der Rote Fingerhut (*Digitalis purpurea*) der industriellen Gewinnung von Glykosiden. Der auf dem Balkan heimische Wollige Fingerhut ist wollig behaart und hat dunkelgeäderte, weißgelbe Blüten ohne typische Fingerhut-Form. Der feldmäßige Anbau und Vorkommen auf Schutt sind zu erwarten. Zwei gelbblühende Fingerhutarten treten ebenfalls im Gebiet auf. Der Großblütige gelbe Fingerhut (*Digitalis grandiflora*) sieht dem Roten Fingerhut sehr ähnlich, die Blätter sind unterseits jedoch rauh behaart. Der Kleinblütige gelbe Fingerhut (*Digitalis lutea*) besitzt kahle Blätter und deutlich kleinere gelbe Blüten. Die gelbblühenden Fingerhutarten sind seltener als der Rote Fingerhut, können aber in manchen Regionen verbreitet sein.

Maiglöckchen (*Convallaria majalis* L.)

Familie
Liliengewächse (*Liliaceae*)

Kurzbeschreibung
Krautige Pflanze mit 2 ungeteilten, länglich eiförmigen bis lanzettlichen, langgestielten Blättern mit parallelen Blattnerven (6 bis 8 cm lang).
 Blüten in verlängerter, vielblütiger, einseitswendiger Traube, weiß, glockig überhängend, angenehm duftend. Blüte im Frühjahr.
 Früchte kugelige, etwa haselnußkerngroße Beeren, reif rot (unreif grün), in drei Fächer gegliedert, mit 2 bis 6 weißen oder blauen Samen. Fruchtreife im Sommer.
 Wurzelstock unter der Erde kriechend, Pflanzen durch Ausläufer verbunden.

Vorkommen
In Laubmischwäldern, Parks und Gärten.

Verwechslung
Die Blätter des Maiglöckchens werden häufig verwechselt.
 Die Art wächst häufig an einem Standort gemeinsam mit Bärlauch (*Allium ursinum*) (Abb. S. 100), der zum Verzehr gesammelt wird. Blätter des Bärlauchs und des Allermannsharnisch (*Allium victoriale*) unterscheiden sich von Maiglöckchenblättern durch den sehr ausgeprägten Lauchgeruch. Die ebenfalls großen parallelnervigen Blätter der Herbstzeitlosen (*Colchicum autumnale*) sind im Gegensatz zum Maiglöckchen ungestielt, die Blattspitze ist kapuzenförmig.
 Die Beeren des Maiglöckchens reizen im Sommer durch ihre leuchtend rote Farbe zum Verzehr. Denkbar sind Verwechslungen mit Preiselbeeren, Heckenkirschen (*Lonicera spec.*). Hilfreich ist die Größe (größer als Erbsen) als Unterscheidungsmerkmal gegenüber den kleineren Preiselbeeren, die dreifächerige Aufteilung der Frucht gegenüber den meist gepaarten Beeren der Heckenkirsche. Kleinere, zu 1 bis 2 nicht einseitswendig in den Blattachseln hängende rote Beeren besitzt die Quirlblättrige Weißwurz (*Polygonatum verticillatum*). Die roten Beeren der windenden roten Zaunrübe (*Bryonia dioica*) enthalten nur 1 bis 2 Samen.

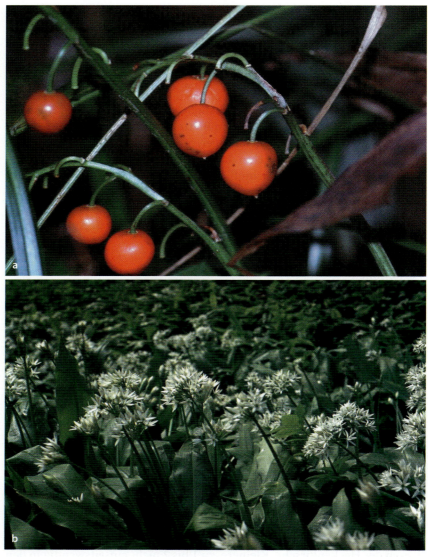

Abb. 16. a Maiglöckchen (*Convallaria majalis* L.). Reifer Fruchtstand **b** Verwechslung: Bärlauch (*Allium ursinum* L.). Bestand blühender Pflanzen

Giftigkeit und Symptome
Das Maiglöckchen enthält in allen Pflanzenteilen herzwirksame Glykoside, v. a. in den Blüten, den Blättern und in den Samen. Das Fruchtfleisch enthält kaum Glykoside. Daneben liegen Saponine vor, die zur Schleimhautreizung des Gastrointestinaltrakts führen. Die Glykoside werden nach oraler Aufnahme schlecht resorbiert. Es gibt dennoch Berichte über tödliche Intoxikationen nach Ingestion von Früchten oder versehentlichem Trinken des Blumenwassers eines Maiglöckchenstraußes. Meist wurden lediglich Übelkeit, Erbrechen, Schleimhautreizungen und vermehrte Diurese beobachtet.

Therapie
Eine primäre Giftentfernung sollte erfolgen. Nur nach Aufnahme größerer Mengen der Pflanze kann mit dem typischen Bild einer Digitalisintoxikation gerechnet werden. Die Maiglöckchenglykoside werden wie das Strophantin rasch renal eliminiert.

Oleander (*Nerium oleander* L.)

Familie
Hundsgiftgewächse (*Apocynaceae*)

Kurzbeschreibung
Immergrüner verholzter Strauch, in Mitteleuropa selten höher als 2 m.
Blätter ungeteilt (bis 15 cm lang), lanzettlich, kurzgestielt, dunkelgrün glänzend, mit lediger Textur und auffallend hellgrüner Nervatur.
Blüten in endständigen, rispenartigen Blütenständen, meist rot oder weiß, mit fünf verwachsenen Blütenblättern, z. T. auch gefüllte Blüten (züchterisch verändert). Angenehm duftend.
Früchte paarige, bogig hornartige, bis 15 cm lange, braune, 2fächerig Kapseln mit zahlreichen behaarten Samen.

Vorkommen
Nicht winterharter Zierstrauch, häufige Kübelpflanze.

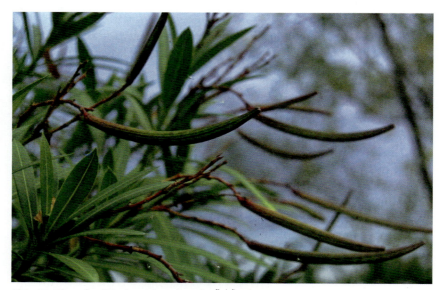

Abb. 17. Oleander (*Nerium oleander* L.). Früchte

Verwechslung
Neuerdings wird auch der Gelbe Oleander (*Thevetia peruviana* K. Schum.) kultiviert. Seine Blätter sind schmaler, die Blüten von leuchtend gelber Farbe.

Giftigkeit
In allen Pflanzenteilen Digitalisglykoside.
  Letale Intoxikationen sind vorgekommen, z. B. nach Kauen von 5 bis 15 Blättern. Auch der Gelbe Oleander enthält zahlreiche Glykoside und wird als Giftpflanze eingestuft. Besonders glykosidhaltig sind die Samen dieser Art, über eine tödliche Intoxikation durch 8 Samen wurde berichtet.

Hinweis
Zur Familie der Hundsgiftgewächse gehören auch das Immergrün (*Vinca minor* und *V. major*) und das tropische, als Topfpflanze beliebte Madagaskar-Immergrün (*Catharanthus roseus*), die Indolalkaloide (Vincristin, Vinblastin) mit zytostatischer Wirkung enthalten. Akute Intoxikationen sind bisher nicht bekannt geworden.

Zu der eng verwandten Familie der Schwalbenwurzgewächse (*Asclepiadaceae*) gehört die Schwalbenwurz (*Cynanchum vincetoxicum*). Dieses in trockenen Wäldern vorkommende cremefarben blühende, aufrechte Kraut, mit zugespitzen, eiförmigen, kreuzgegenständigen Blättern war früher wegen seiner Wurzel offizinell. Die reich verzweigte Wurzel enthält ein Gemisch von Steroidglykosiden, die z. T. aconitinähnliche Wirkungen besitzen. Die Wurzel dürfte heute kaum noch gesammelt werden.

Weiße oder Schwarzbeerige Zaunrübe (*Bryonia alba* L.) und Rotbeerige Zaunrübe (*Bryonia dioica Jacq.*)

Familie
Kürbisgewächse (*Cucurbitaceae*)

Kurzbeschreibung
Krautige Schlingpflanzen, im Gebüsch, in Hecken oder an Zäunen bis zu 3 m hoch kletternd. Blätter ungeteilt bis 5lappig, efeuähnlich, deutlich gestielt. Gegenüber den Blättern entspringen die spiralig gedrehten Ranken, mit der sich die Pflanze hält. Blüten symmetrisch, weiß mit grüner Äderung in zusammengesetzten blattachselständigen Blütenständen. Männliche und weibliche Blüten bei B. dioica auf getrennten Pflanzen. Früchte zu mehreren, kugelig, erbsengroß, reif schwarz (*B. alba*) oder rot (*B. dioica*) oder gelb (bei var. *lutea*) (unreif grün) mit einem Samen. Kräftige, rübenartige Wurzel.

Vorkommen
Die Rotbeerige Zaunrübe ist in Mitteleuropa häufig, die weiße Zaunrübe kommt nur sehr zerstreut vor.

Verwechslung
Die 5-lappigen Blätter sind den Efeublättern entfernt ähnlich, aber nicht von deren ledriger Textur. Die an ähnlichen Standorten wachsenden Winden (Gattung *Calystegia* u. *Convolvulus*) können durch ihre großen trichterförmigen Blüten, die fehlenden Ranken und ihre Kapselfrüchte von den Zaunrüben unterschieden werden. Verwechslungen der rübenartigen Wurzel mit Gartengemüse sind möglich, z. B. mit dem Rettich oder dem Meerrettich. Hilfreich zur Unterscheidung ist die auffällige Querrunzelung der Wurzel der Zaunrübe. Früher kam es auch zu Verwechslungen mit der Wurzel der offizinell verwandten Alraune (*Mandragora officinarum*).

Abb. 18. Rotbeerige Zaunrübe (*Bryonia dioica* Jacq.). Reife Früchte

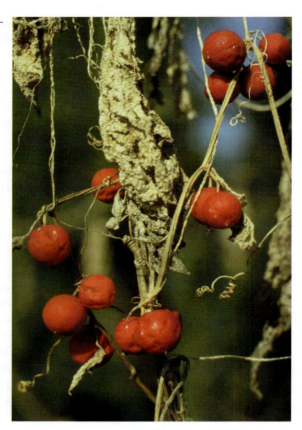

Giftigkeit
Die Wurzeln, Beeren und Samen der Zaunrüben sind giftig. Das zentral lähmende Glykosid Bryonin ist v. a. in den Beeren und Wurzeln enthalten. In den Samen sind daneben Saponine enthalten. Für Kinder können mehr als 15 Beeren tödlich sein.
Die Gifte wirken laxierend bis drastisch abführend. Es kommt zum Erbrechen. Frühere Verwendung als Abortivum. Der Wurzelsaft ist hautirritierend.

Therapie
Primäre Giftelimination. Eine spezifische Therapie ist nicht bekannt.

Korallenbäumchen, Korallenstrauch, Korallenkirsche, Orangenbäumchen (*Solanum pseudocapsicum* L.)

Familie
Nachtschattengewächse (*Solanaceae*)

Hinweis
Der deutsche Name kann zur Verwechslung mit der Korallenbeere, -moos (*Nertera granadensis* Druce) führen. Diese Pflanze ist polsterartig mit sehr kleinen Blättern und winzigen orangeroten Früchten. Die Korallenbeere gilt als ungiftig.

Kurzbeschreibung
Bis zu 1 m hoher Strauch, meist als Zimmerpflanze, im Sommer auch im Garten kultiviert. Die Früchte stehen einzeln aufrecht zwischen den länglich schmalen Blättern. Reif erinnern sie durch ihre orangerote Farbe an kleine Orangen. Sie enthalten zahlreiche weiße Samen.

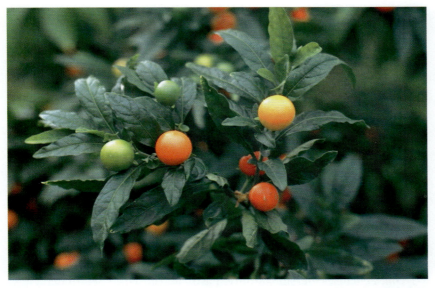

Abb. 19. Korallenbäumchen, Korallenstrauch, Korallenkirsche, Orangenbäumchen (*Solanum pseudocapsicum* L.).

Verwechslung
In der einheimischen Flora keine ähnlichen Arten.
  Das Korallenbäumchen ist vielen gärtnerisch Interessierten bekannt. Die Früchte besitzen nicht das saftige Fruchtfleisch der Zitrusfrüchte. Von ähnlicher Größe sind die allerdings länglich eiförmigen Früchte des Kumquat oder Zwergpomeranze, die eßbar sind. Auch diese Art mit saftigen Früchten ist inzwischen eine beliebte Topfpflanze.

Giftigkeit
Alle Pflanzenteile enthalten das kardiotoxische Alkaloid Solanocapsin. Die Giftigkeit wird verschieden beurteilt, es sind tödliche Intoxikationen beobachtet worden. Die Symptome waren Somnolenz, Erbrechen, abdominelle Schmerzen, Herzrhythmusstörungen (Sinusarrhythmien), schließlich Hyperthermie und Herzstillstand.

Therapie
Eine spezifische Therapie ist nicht bekannt. Sorgfältige klinische Überwachung und primäre Giftelimination.

**Allgemeines:
Doldenblütler**

Vertreter dieser leicht kenntlichen Familie sind z. T. weit verbreitete Nutzpflanzen, aber auch sehr gefährliche Giftpflanzen. Wenige Arten sind hochtoxisch, eine sichere Erkennung unter den zahlreichen Doldenblütlern Mitteleuropas ist für Laien schwierig. Die Blütenstände der Doldenblütler sind zumeist sog. Doppeldolden, an denen die Einzelblüten an den Strahlen der Döldchen und die Döldchen an den Strahlen der Dolde stehen. An der Basis der Döldchen können die sog. Hüllchenblätter, an der Basis der Dolden die sog. Hüllblätter vorhanden sein oder fehlen. Sie sind für die Bestimmung wichtig.

Hinweise zur Übersicht bei Vergiftungen durch Doldenblütler.
- Nicht giftig sind die in Gärten oder auf Feldern angepflanzten Gewürzpflanzen: Liebstöckel, Anis, Kümmel, Kreuzkümmel, Koriander, Dill, Fenchel, Petersilie, Möhre, Pastinak, Gartenkerbel. In der Vergangenheit wurde auch der Knollen-Kälberkropf gerne gepflanzt.

Abb. 20. Doldenblütler, Doppeldolde

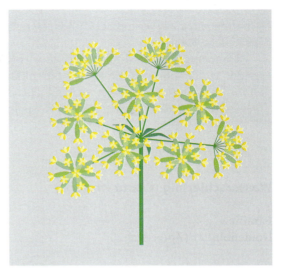

- Vorsicht ist bei Unkräutern in vernachlässigten Gärten geboten: Hundspetersilie (*Aethusa cynapium*), Gefleckter Schierling (*Conium maculatum*). Diese giftigen Doldenblütler können zwischen den Nutzpflanzen wachsen. Wenn möglich, sollte der Gartenbesitzer gefragt werden, ob die Pflanzen kultiviert wurden, oder ob es sich um Unkräuter handelt.
- Keiner der im Gebiet zu erwartenden gelbblühenden Doldenblütler zählt zu den hochgiftigen Arten. Die hochgiftigen Arten haben weiße Blüten. Keiner der Doldenblütler mit nur einfach gefiederten Blättern ist hochgiftig. Die giftigen Arten haben 2- oder 3-fach gefiederte Blätter.
- Bei Doldenblütlern von feuchten bis nassen Standorten und von Schuttplätzen müssen die giftigen Schierlingsarten besonders sorgfältig ausgeschlossen werden.
- Besondere Vorsicht ist geboten, wenn die Wurzelknolle eines Doldenblütlers verzehrt wurde.

Die inneren Vergifungen durch Doldenblütler sind durch die in fast allen Arten der Familie enthaltenen Polyine und Furanocumarine bedingt. Toxische Alkaloide spielen bei Vergiftungen mit Gefleckem Schierling

(*Conium maculatum*) und der Hundspetersilie (*Aethusa cynapium*) eine zusätzliche Rolle.

Furanocumarine sind phototoxisch wirksam und treten v. a. bei folgenden Doldenblütlern auf: Riesen-Bärenklau (*Heracleum mantegazzianum*), Pastinak (*Pastinaca sativa*), Haarstrangarten (*Peucedanum spec.*), Engelswurz (*Angelica spec.*), Knorpelmöhre (*Ammi majus*).

Wasserschierling (*Cicuta virosa* L.)

Familie
Doldenblütler (*Apiaceae*)

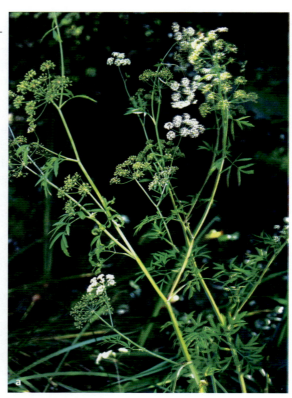

Abb. 21a. Wasserschierling (*Cicuta virosa* L.). Blühende Pflanze

Kurzbeschreibung

Bis 1,5 m hohes Kraut mit hohlem Stengel und großen, doppelt- bis dreifach gefiederten Blättern und möhrenartigem Geruch. Blattabschnitte schmal bis linealisch mit gesägtem Blattrand. Blüten weiß, in doppeldoldigem Blütenstand mit meist fehlenden Hüllblättern und 3- bis 5blättrigem Hüllchen. Früchte eiförmig bis kugelig, seitlich leicht zusammengedrückt, ungeflügelt.

Wurzel knollenartig verdickt, gekammert, beim Anschneiden Austritt eines gelben Sekrets.

Vorkommen

Im stehenden Wasser oder im sumpfigen Verlandungsbereich eines Gewässers.

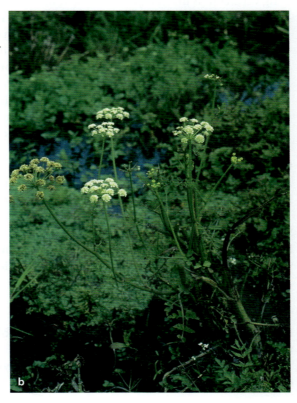

Abb. 21 b. Verwechslung: Pferdesaat (*Oenanthe crocata* L.). Blühende O. c. in sumpfigem Gelände

Verwechslung
Bei folgenden ungiftigen Doldenblütlern an feuchten Standorten besteht eine Verwechslungsgefahr, die angebenen Merkmale sind wichtig zur Unterscheidung dieser Arten vom Wasserschierling:
- **Sellerie** (*Apium graveolens*): Geruch nach Sellerie. Blätter einfach gefiedert mit breiten Blattabschnitten.
- **Giersch** (*Aegopodium podagraria*): Zweifach dreiteilige Blätter mit breiten Blattabschnitten.
- Arten der Gattungen *Apium, Berula* und *Sium*: Einfach gefiederte Blätter mit breiten Fiedern.
- **Haarstrangarten** (*Peucedanum spec.*): Schmale Blattabschnitte wie der Wasserschierling. Hülle vorhanden. Früchte geflügelt.
- **Wiesensilge** (*Silaum silaus*): Schmale Blattabschnitte, gelbgrüne Blüten.
- **Knollen-Kälberkropf** (*Chaerophyllum bulbosum*): Hülle vorhanden. Früchte länglich. Gefleckter, unterwärts borstig behaarter Stengel. Knollig verdickte Wurzel, einer Kastanie ähnlich.
- **Pferdesaat** (*Oenanthe spec.*): Meist vorhandene Hüllblätter, die Früchte wirken durch die verbleibenden Kelchblätter an der Spitze gekrönt.
- Die **stark giftige** *Oenanthe crocata* ! (Abb. S. 109), die in Südeuropa, Westfrankreich und auf den britischen Inseln vorkommt, besiedelt ähnliche Standorte wie der Wasserschierling (*Cicuta virosa*).
Die Wurzelknollen sind im Gegensatz zum Schierling fingerartig angeordnet (Dead men`s fingers). Sie enthalten ein goldgelbes Sekret. Der Giftgehalt der Art ist im zeitigen Frühjahr am höchsten.

Giftigkeit
Alle Pflanzenteile, v. a. die unterirdischen sind hochgiftig. Die giftigen Polyine, z. B. das Cicutoxin werden beim Trocknen zerstört.

Symptome
Kurz nach Ingestion treten brennende Schmerzen im Mund auf, gefolgt von langanhaltendem Erbrechen, Muskelkrämpfen und einem finalen Atemstillstand. Prognose sehr ernst.

Therapie
Rasche Dekontamination. Hohe Dosen an Barbituraten zur Krampfunterdrückung, Muskelrelaxation. Beatmung.
Bei schweren Intoxikationen wurden Hämodialyse und Hämoperfusion eingesetzt.

Gefleckter Schierling (*Conium maculatum* L.)

Familie
Doldenblütler (*Apiaceae*)

Kurzbeschreibung
Pflanze aufrecht, bis zu 2,5 m hoch. Stengel feingerillt, kahl, bläulichgrün bereift, vorwiegend am Grunde unregelmäßig rötlichbraun gefleckt. Blätter 3fach gefiedert. Blüten weiß, in Doppeldolden mit Hüllblättern und Hüllchenblättern. Früchte länglich eiförmig mit welligen hervorstehenden Rippen. Wurzel spindelförmig, geteilt.
Pflanze, v. a. beim Zerreiben übelriechend (nach Mäuseurin).

Vorkommen
Der Gefleckte Schierling wächst anders als der Wasserschierling an Wegrändern, Zäunen und auf Schuttstellen und meidet sehr feuchte bis nasse Standorte.

Verwechslung
Die namengebende Fleckung des Stengels ist auch bei zwei Kälberkropfarten vorhanden. Besonders verwechslungsträchtig ist der zweijährige Knollige Kälberkropf (*Chaerophyllum bulbosum*) (Abb. S. 113), da er ähnliche Standorte wie der Schierling bewächst. Der Stengel des Knolligen Kälberkropfs ist an der Basis borstig behaart. Die Wurzel ist im ersten Jahr knollig verdickt. Die welligen Rippen der Früchte fehlen dem Kälberkropf. Es ist zu Verwechslungen des Schierlings mit Anis gekommen: Beim Anis (*Pimpinella anisum*) hat die Frucht ebenfalls wellige Rippen, die aber mit weichen Haaren besetzt sind.

Giftigkeit
Alle Pflanzenteile enthalten toxische Alkaloide, v. a. Coniin. Der höchste Giftgehalt befindet sich in den Früchten, während die Samen alkaloidfrei sein sollen. 5 bis 8 g der Blätter sollen für Erwachsene tödlich sein. Coniin hat nikotin- und curareähnliche Wirkungen. Die Erkenntnisse über den Vergiftungsablauf beruhen auf der Schilderung Platos über Sokrates Hinrichtung mit Schierlingssamen (nicht unumstritten).

Abb. 22 a, b. a Gefleckter Schierling (*Conium maculatum* L.). Detail des Stengels mit dunklen Flecken und fehlender borstiger Behaarung b Gefleckter Schierling (*Conium maculatum* L.). Detail aus dem Fruchtstand mit erkennbaren Rippen auf den Einzelfrüchten

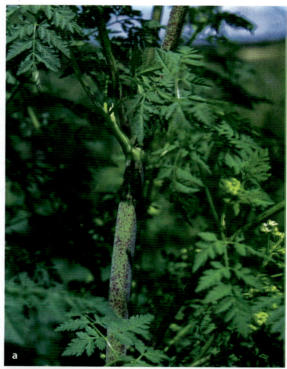

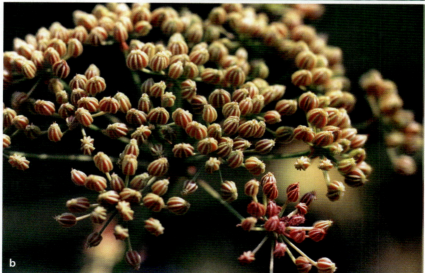

Pflanzen mit hohem Giftgehalt (Kategorie I)

Abb. 22 c. Knolliger Kälberkropf (*Chaerophyllum bulbosum* L.). Stengel des Knolliger Kälberkropfs mit dunkler Fleckung und borstiger Behaarung

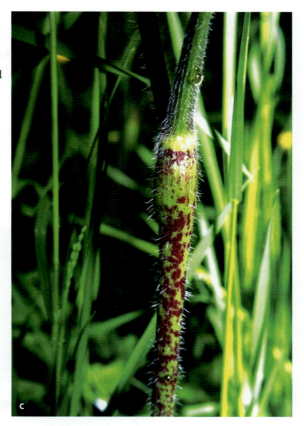

Symptome
Es kommt bei vollem Bewußtsein zu sensiblen Lähmungen mit Kältegefühl und motorischen Lähmungen der Extremitätenmuskulatur, die aufsteigend zur Atemlähmung führen. Daneben wurden heftige Krämpfe der Muskulatur beobachtet.
Neuerdings wird auch über Rhabdomyolyse, Myoglobinurie und akute tubuläre Nierennekrose als Folge der Schierlingsvergiftung berichtet.

Therapie
Dekontamination, Beatmung, Strychnin oder Pikrotoxin in kleinen Mengen als Analeptika. Warmhalten des Patienten. Zu Schierlingsvergiftungen ist es vereinzelt nach Genuß von Wildvögeln (Lerchen, Wachteln) gekommen, die die Schierlingssamen zuvor gefressen hatten.

Taumelnder Kälberkropf (*Chaerophyllum temulum* L.)

Familie
Doldenblütler (*Apiaceae*)

Vorkommen
Der weißblühende Doldenblütler mit braun geflecktem Stengel wächst häufig an Wegrändern und Waldsäumen. Die Art ist deutlich kleiner als der Gefleckte Schierling.

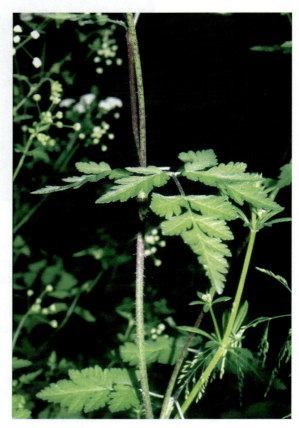

Abb. 23. Taumelnder Kälberkropf (*Chaerophyllum temulum* L.).

Giftigkeit und Symptome
Bei Tieren führt die alkaloidhaltige Pflanze nach Genuß größerer Mengen zu einem charakteristischen Krankheitsbild mit neurologischen Symptomen (taumelnder Gang). Beim Menschen sind keine Intoxikationen bekannt geworden.

Hundspetersilie (*Aethusa cynapium* L.)

Familie
Doldenblütler (*Apiaceae*)

Kurzbeschreibung
1- bis 2jähriges Kraut mit spindelförmig dünner Wurzel und 3fach gefiederten Blättern. Blätter oberseits dunkel und matt, unterseits heller und (schwach) glänzend. Weiße Blüten in Doppeldolden mit charakteristischen, einseitswendigen, nach unten herabhängenden Hüllchenblättern. Geruch unangenehm.

Vorkommen
Als Unkraut in Gärten und auf Feldern.

Verwechslung
Die Hundspetersilie kann mit der Petersilie verwechselt werden, v. a. mit der glattblättrigen Form. Die Petersilie hat in der Regel krause glanzlose Blätter, die Blüten sind grünlich und die Hüllchenblätter nicht herabhängend.

Giftigkeit
Die Hundspetersilie kann durch ihren Coniin-Gehalt durchaus zu schweren Intoxikationen führen.

Symptome und Therapie
Die Symptomatik ähnelt einer Vergiftung mit Geflecktem Schierling und sollte so therapiert werden.

Abb. 24. Hundspetersilie (*Aethusa cynapium* L.). Blühende Pflanze mit herabhängenden Hüllchenblättern

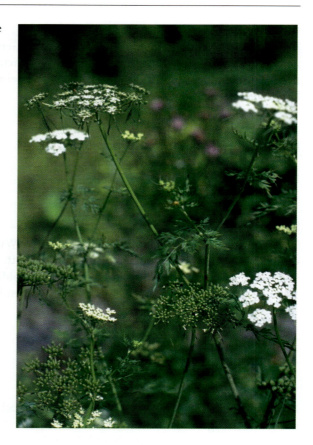

Herbstzeitlose (Colchicum autumnale L.)

Familie
Liliengewächse (*Liliaceae*)

Kurzbeschreibung
Bis zu 20 cm hohes Kraut mit ausdauernder, tiefer, zwiebelartiger Wurzelknolle und lanzettlichen bis linealischen, bis 40 cm langen dunkelgrün glänzenden Blättern mit kapuzenartiger Spitze. Ein deutlicher Blattstiel fehlt.

Abb. 25. Herbstzeitlose (*Colchicum autumnale* L.). Blätter mit Fruchtkapsel

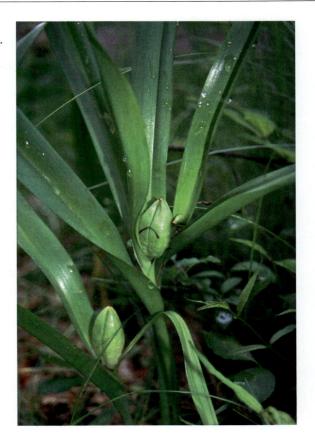

Blüte 6teilig mit 6 Staubblättern, Blütenblätter zu einer Röhre verwachsen, hellrosa bis fleischfarben, an Crocus erinnernd. Blütezeitpunkt meist im Spätsommer und Herbst oder vereinzelt im Frühjahr. Frucht eine kräftige, länglich eiförmige bis kugelige, grüne, 3fächerig aufspringende Kapsel mit schwarzen Samen, im Frühsommer zwischen den emporgehobenen Blättern erscheinend, nachdem sie nach der herbstlichen Blüte zunächst unterirdisch überdauert hat.

Vorkommen
Häufige Pflanzen auf Wiesen und Weiden und in lichten Wäldern bis in die Gebirgsregionen.

Verwechslung
Die Blätter werden häufig als Blätter eßbarer Pflanzen verkannt, während die Blüten weithin bekannt sind.

Mögliche Verwechslungen mit Blättern des Bärlauchs oder des Maiglöckchens. Hinweise zur Unterscheidung im Abschnitt über das Maiglöckchen. Eine Verwechslung der Blüten mit Crocusblüten kann leicht durch das Zählen der Staubblätter verhindert werden. Crocus hat nur 3 Staubblätter. Verwechslung der Samen mit Mohnsamen kann durch die Fruchtkapsel des Mohns mit deckelartigem Verschluß ausgeschlossen werden. Verwechslungen der Zwiebeln mit Küchenzwiebeln sind unwahrscheinlich. Die Zwiebel der Herbstzeitlosen liegt sehr tief und ist außen durch dunkelbraune, unregelmäßige Schuppen deutlich von der glatten, hellbraunen Küchenzwiebel verschieden.

Giftigkeit
Das Isochinolinalkaloid Colchicin ist ein in der Medizin bekanntes Mitose- und Kapillargift. Die höchste Giftkonzentration liegt in den Samen vor, 5 bis 10 Samen können für Kinder tödlich sein. Für Erwachsene sind 20 mg Colchicin tödlich. Die Giftaufnahme kann auch indirekt durch vergiftete Kuhmilch erfolgen.

Symptome
Erst ca. 4 bis 5 Stunden nach der Ingestion treten Symptome auf: Brennen und Kratzen im Mund, Schluckbeschwerden, Erbrechen, schleimigwäßrige und blutige Diarrhoen, Kreislaufversagen, Krämpfe und Atemlähmung.

Therapie
Giftdekontamination kommt meist zu spät. Stationäre Behandlung. Symptomatische Therapie, z. B. mit Atropin oder Papaverin gegen Darmkrämpfe. Prognose sehr ernst.

Die tropische Liane *Gloriosa* führt wegen ihres hohen Colchicingehalts ebenfalls zu schweren, z. T. tödlichen Vergiftungen. Wegen ihrer attraktiven Blüten wird die Art *Gloriosa rothschildiana* als Zimmerpflanze angeboten.

Pflanzen mit geringem bis mittelschwerem Giftgehalt (Kategorie II)

Bei diesen Pflanzen ist eine schnell einsetzende kritische Gefährdung mit schweren Organschäden nur bei Ingestion größerer Mengen zu erwarten.

Abendländischer und Morgenländischer Lebensbaum (*Thuja occidentalis* L. u. *Th. orientalis* L.) und weitere Thuja-Arten

Familie
Zypressengewächse (*Cupressaceae*)

Kurzbeschreibung
Immergrüne Bäume und Sträucher, in Mitteleuropa meist nur strauchhoch. Die Zweige sind abgeflacht und in einer Ebene horizontal oder vertikal ausgerichtet. Die Blätter sind dachziegelartig sich überlappende, immergrüne, feste Schuppen. Die Ober- und Unterseite der Zweige sind

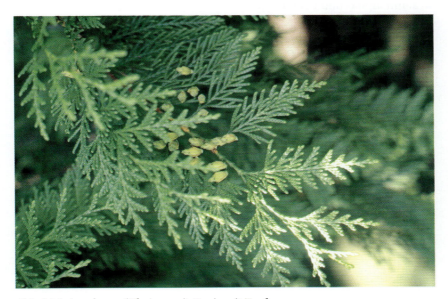

Abb. 26. Lebensbaum (*Thuja spec.*). Zweig mit Zapfen

gleichfarbig grün (*T. orientalis*), oder auf der Unterseite gelb (*T. occidentalis*) oder weißstreifig (*T. plicata*). An Zweigen von Jungpflanzen sind neben Schuppen auch nadelartige Blätter vorhanden. Blüten klein und uncharakteristisch. Früchte aufrecht stehende, bis ca 1 cm lange, konische Zapfen aus gehörnten Schuppen, die zunächst blaubereift, später braun gefärbt sind.

Zahlreiche züchterische Varietäten, u. a. mit säulenförmigem Wuchs oder gelben Zweigen.

Vorkommen
Die Thuja stammt aus Nordamerika oder Asien, er kommt in Gärten und Parkanlagen, zuweilen auch in der Natur verwildernd vor.

Verwechslung
Zahlreiche ähnliche immergrüne Bäume und Sträucher aus der gleichen Familie, z. B. die Scheinzypresse (*Chamaecyparis spec.*) mit runden Zapfen oder Wacholderarten (siehe u.). Über die Giftigkeit dieser ähnlichen Arten ist wenig bekannt.

Giftigkeit
Hauptsächlich giftig sind die Schuppenblätter. Sie enthalten ätherische Öle, u. a. mit alpha- und beta-Thujon.

Symptome
Die Ingestion führt zur Gastritis und Enteritis mit Durchfällen. Daneben wurden schwere Leber- und Nierenschäden beobachtet. Thuja wurde früher in der Volksmedizin als Abortivum gebraucht.

Therapie
Bei Aufnahme einer größeren Menge primäre Giftelimination.

Stinkwacholder, Sadebaum (*Juniperus sabina* L.)

Familie
Zypressengewächse (*Cupressaceae*)

Kurzbeschreibung
Meist niederliegender immergrüner Strauch mit unangenehmen Geruch, selten aufrecht, mitunter auch baumförmig. Blätter feste dunkelgrüne Schuppen, die dachziegelartig aufeinander liegen, seltener (bei kultivierten Formen) auch nadelförmige Blätter. Männliche und weibliche Blüten auf einer oder auf getrennten Pflanzen. An den weiblichen Pflanzen hängen einzelne blauschwarze, meist bereifte, kugelige bis eiförmige beerenähnliche Zapfen von Erbsengröße.

Vorkommen
In den höheren Lagen der Alpen und der Mittelgebirge Südeuropas. Sehr selten kultiviert in Gärten. Zahlreiche züchterische Formen.

Verwechslung
Mögliche Verwechslung mit anderen Wacholderarten. Bei dem ungiftigen Gemeinen Wacholder (*Juniperus communis*) überwiegt der aufrechte Wuchs und er trägt Nadeln statt Schuppenblätter. Die Beerenzapfen sind etwas kleiner und kugeliger als die häufig eiförmigen Zapfen des Sadebaums. Darüber hinaus können Verwechslungen mit weiteren in Gärten kultivierten Wacholderarten vorkommen. Auch Verwechslungen mit der Scheinzypresse (*Chamaecyparus spec.*) und der Echten Zypresse (*Cupressus*) sind möglich. Sie besitzen wie der Stinkwacholder schuppenartige Blätter, die Zapfen sind aber nicht beerenartig.

Giftigkeit
Giftig sind v. a. die jungen Zweigspitzen. Akzidentelle Vergiftungen sind ungewöhnlich, meist treten sie durch offizinelle Aufgüsse der Zweigspitzen auf. Auch transkutane Resorption von Sadebaumöl hat zu Vergiftungen geführt. Früher wurde es als Abortivum gebraucht. Für die Giftwirkung sind ätherische Öle und Terpenabkömmlinge verantwortlich.

Symptome
Bei Hautkontakt können sie zu heftigen Reizerscheinungen der Haut bis zu Nekrosen führen. Die Ingestion führt zu Gastroenteritiden mit blutigen

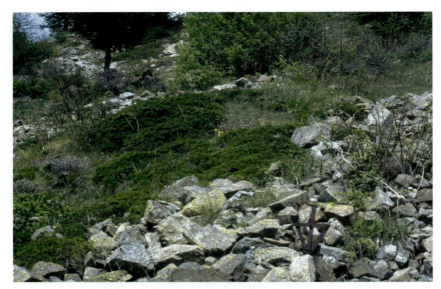

Abb. 27. Stinkwacholder, Sadebaum (*Juniperus sabina* L.). Wacholderbestand auf Geröll in den Alpen

Durchfällen. Auch schwere Nierenschäden durch Ausscheidung der unveränderten Gifte wurden beobachtet, die Prognose gilt als ernst.

Therapie
Bei Aufnahme größerer Mengen primäre Giftelimination.

Stechpalme, Hülse, Ilex (*Ilex aquifolium* L.)

Familie
Stechpalmengewächse (*Aquifoliaceae*)

Kurzbeschreibung
1 bis 7 m hoher Strauch oder Baum mit ungeteilten, immergrünen, kurzgestielten, lederig festen, eiförmigen Blättern. Blattrand an beschatteten Blättern wellig und dornig gezähnt (Name!), lichtexponierte Blätter ganzrandig und glatt. Kulturvarietäten z. T. auch mit hellgelb gefleckten, panaschierten Blättern.

Abb. 28. Ilex (*Ilex aquifolium* L.). Zweig mit reifen Früchten, hier in der Sonderform mit gelben Früchten. Bedornte und unbedornte Blätter sind erkennbar

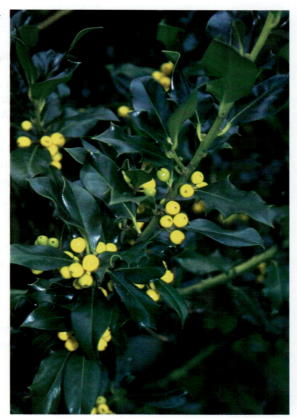

Pflanze zweihäusig, d. h. männliche und weibliche Blüten auf verschiedenen Pflanzen (Ausnahme: zwittrige Zuchtvarietäten). Blüten unscheinbar, weiß-cremefarben, Blüte im Frühjahr.

Früchte kugelig, erbsengroß, beerenartig (Steinfrüchte), zu mehreren kurz gestielt in den Blattachseln gruppiert. Die Früchte enthalten 3 bis 5 längliche, helle Samen, reif sind sie leuchtend rot oder gelb, unreif grün. Häufig verbleiben sie über den Winter an den Zweigen.

Vorkommen
Häufiger Zierstrauch in zahlreichen Kulturvarietäten (z. B. mit gelben Früchten oder panaschierten Blättern). Im westlichen Mitteleuropa auch

wilde Vorkommen in Wäldern. Die Zweige sind ein beliebter Weihnachtsschmuck.

Verwechslung
Die festen, ledrigen Blätter mit dunkelgrüner, glänzender Oberfläche sind besonders charakteristisch, wenn sie wie an den Schattenblättern dorniggewellt sind. Die glattrandigen Blätter der Art können mit anderen ebenfalls ledrig glänzenden Blättern verwechselt werden. Das Goldblatt (*Aucuba japonica*) hat rote, eiförmige Früchte mit einem einzelnen Samen und größere gelbgefleckte Blätter, die Spätblühende Traubenkirsche (*Prunus serotina*) und die Lorbeerkirsche (*P. laurocerasus*) haben schwarze, in Trauben stehende Früchte mit einem Stein.

Giftigkeit
Über die Inhaltsstoffe der Hülse ist wenig bekannt.
Nachgewiesen wurden Theobromin, Saponine mit möglicher hämolysierender Wirkung und Digitaloide.

Symptome
Nach Ingestion von Ilexfrüchten wurden Bauchschmerzen, Erbrechen und Durchfälle beobachtet. In der älteren Literatur wurde über Todesfälle bei Aufnahme von mehr als 20 Früchten berichtet.

Therapie
Sicherheitshalber sollte bei Ingestion von mehr als 10 Beeren eine primäre Giftelimination und eine klinische Beobachtung erfolgen.
Die Blätter des nahe verwandten *Ilex paraguariensis* werden in Südamerika aufgrund ihres Gehalts an coffeinartigen Substanzen zur Bereitung des stimulierenden Mate-Tees verwandt.

Einbeere (*Paris quadrifolia* L.)

Familie
Liliengewächse (*Liliaceae*)

Kurzbeschreibung
Bis zu 40 cm hohes Kraut mit einem quirlförmigen Kranz von 4 bis 6 ungeteilten, breit eiförmigen, zugespitzten Blättern. Die einzelne Blüte

Pflanzen mit geringem bis mittelschwerem Giftgehalt (Kategorie II)

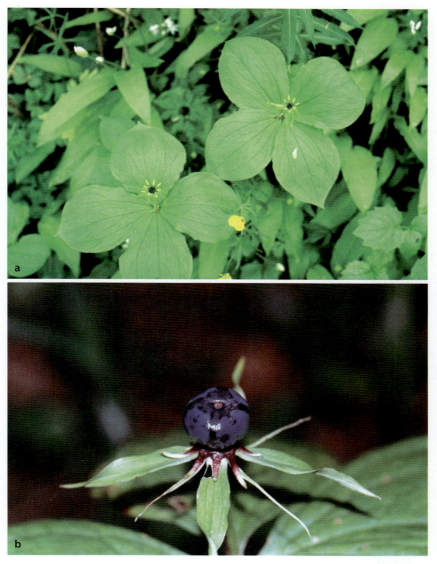

Abb. 29. a Einbeere (*Paris quadrifolia* L.). Zwei blühende Exemplare **b** Reife Frucht

bzw. die Frucht steht endständig über dem Blattquirl. Die Frucht ist wenig kleiner als eine Kirsche, vierfächerig aufgeteilt, sie enthält zahlreiche Samen. Im Hochsommer ist die reife, unangenehm süßlich schmeckende Frucht blauschwarz, vorher grün. Die Einbeere verjüngt sich jährlich aus einem schlanken, parallel zur Oberfläche wachsenden Wurzelstock.

Vorkommen
In Mitteleuropa weitverbreitet in Wäldern von der Ebene bis ins Gebirge.

Verwechslung
Die Beeren werden wegen ihrer blauschwarzen Farbe häufig mit Heidelbeeren verwechselt. Der Fruchtstand mit der endständigen, einzelnen Beere ist deutlich von den einzeln an den Zweigen herabhängenden Heidelbeeren verschieden. Daneben ist die vierfächerige Aufteilung der Einbeere gegenüber der Heidelbeere ein Unterscheidungsmerkmal.

Giftigkeit
Giftige Substanzen sind vorwiegend in den Beeren und den Wurzeln enthalten. Für die Giftwirkung sind wahrscheinlich die nachgewiesenen Saponine Paradin und Paristyphnin verantwortlich.

Symptome
Lokale Reizung der Schleimhäute, Übelkeit, Erbrechen und Diarrhoe. In schweren Fällen sind eine zentrale Atemlähmung und Miosis beobachtet worden. Ein Todesfall bei einem Kind ist bekannt geworden.

Therapie
Als Therapie können die primäre Giftelimination bei Aufnahme einer größeren Anzahl von Beeren und symptomatische Maßnahmen empfohlen werden.

Weißwurzarten (*Polygonatum spec.*)

Vielblütige Weißwurz (*Polygonatum multiflorum* (L.) All.), Wohlriechende Weißwurz oder Salomonsiegel (*P. odoratum* (Mill.) Druce) und Quirl-Weißwurz (*P. verticillatum* (L.) All.)

Familie
Liliengewächse (*Liliaceae*)

Kurzbeschreibung
Die sich ähnlichen Arten Vielblütige und Wohlriechende Weißwurz sind 30 bis 70 cm hohe rutenförmig gebogene Stauden mit wechselständigen, ungeteilten, eiförmigen Blättern von bis zu 10 cm Länge. Blüten bzw. Früchte zu 1 bis 2 (*P. odoratum* und *P. verticillatum*) oder zu mehreren (2 bis 5 bei *P. multiflorum*) an der Unterseite des einzelnen Stengels herabhängend. Blüten glockig, weißgrünlich. Früchte erbsengroß oder etwas größer, dreifächerig mit mehreren braunen Samen, reif bei *P. odoratum* u. *multiflorum* schwarzblau-bereift und bei *P. verticillatum* leuchtend rot. Die Quirl-Weißwurz (*P. verticillatum*) hat länglichschmale Blätter, die zu 3 bis 4 quirlförmig stehen. Der Stengel ist nicht rutenförmig gebogen, sondern aufrecht. Die Weißwurzarten haben eine kräftige horizontal wachsende Wurzel.

Vorkommen
Kommt in Wäldern und Gebüschen und in Gärten in Mitteleuropa vor.

Verwechslung
Die einzelnen, rutenförmig gebogenen Stengel der Vielblütigen und Wohlriechenden Weißwurz sind sehr charakteristisch. Die Früchte der kleineren Heidelbeeren sind nicht dreifächerig. Die Nähte der Fruchtfächer sind von außen an den Beeren der Weißwurz erkennbar. Eine ähnliche Farbe besitzt die vierfächerige Frucht der Einbeere.

Giftigkeit
Vor allem in den Beeren wurden Digitalisglykoside nachgewiesen. Vergiftungen sind selten und treten offensichtlich nur nach Aufnahme größerer Mengen der Beeren auf.

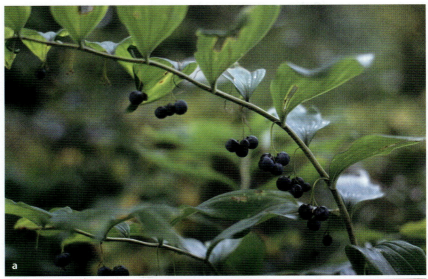

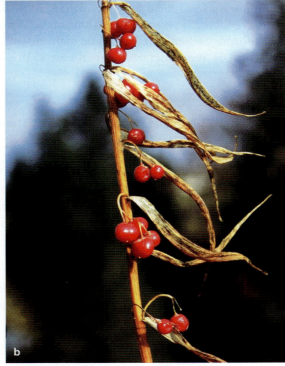

Abb. 30. a Vielblütige Weißwurz (*Polygonatum multiflorum* L.). In Gruppen herabhängende Früchte **b** Quirl-Weißwurz (*Polygonatum verticillatum* L.). Pflanze mit Früchten

Symptome
Die Vergiftungssymptomatik entspricht einer Digitalisvergiftung (siehe S. 94).

Therapie
Therapie wie bei Digitalisvergiftung.

Zweiblättrige Schattenblume (*Maianthemum bifolium* L. [F.W. Schmidt])

Familie
Liliengewächse (*Liliaceae*)

Kurzbeschreibung
5 bis 15 cm große krautige Pflanze mit zwei herzförmigen Blättern an den Blühtrieben und nur einem Blatt an nichtblühenden Trieben. Endständiger traubiger Blütenstand mit unscheinbaren, weißen Blüten. Früchte etwa erbsengroße Beeren, reif rot, zuvor grünlichweiß und rotgefleckt. Beeren meist mit 1 bis (3) Samen. Fruchtreife im Sommer. Wurzel horizontal kriechend, schlank.

Vorkommen
In Gruppen in schattigen Wäldern oder in Parkanlagen. Weit verbreitet.

Verwechslung
Aufgrund ihrer Größe und Farbe können die Früchte mit Preiselbeeren (*Vaccinium vitis-idaea*) (Abb. S. 130) verwechselt werden. Die ebenfalls in endständigen, aber überhängenden Fruchtständen stehenden Preiselbeeren sind nicht gefleckt. Wichtigstes Unterscheidungsmerkmal sind die bis zur Spitze mit immergrünen, eiförmigen Blättern belaubten Stengel der Preiselbeere.

Giftigkeit
Die Giftigkeit ist umstritten. Aufgrund älterer Angaben enthält die Pflanze Digitalisglykoside in geringer Konzentration. Intoxikationen sind eher aufgrund der ebenfalls nachgewiesenen Saponine zu erwarten.

Abb. 31. a Zweiblättrige Schattenblume (*Maianthemum bifolium* L.). Fruchtstand mit reifen Beeren **b** Verwechslung: Preiselbeere (*Vaccinium vitis-idaea* L.). Früchte

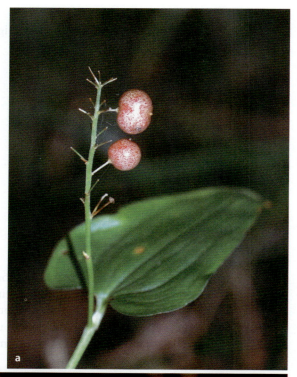

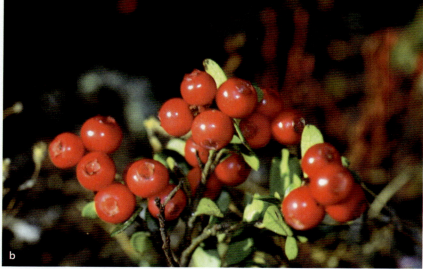

Therapie
Bei sicherer Artdiagnose ohne klinische Symptomatik ist daher ein abwartendes Vorgehen gerechtfertigt.

Allgemeines:
Nachtschattenarten (*Solanum spec.*)

Die Gattung Nachtschatten (*Solanum*) ist in Mitteleuropa mit einigen wichtigen Nutzpflanzen und mit wildwachsenden Arten vertreten. Zahlreiche Arten enthalten giftige Saponine und Steroidalkaloidglykoside (darunter das Solanin), z. T. auch kardiotoxische Substanzen (siehe *Solanum pseudocapsicum*). Die in den unreifen Beeren enthaltenen Gifte werden bei einigen Arten mit der Beerenreife eliminiert, so daß reife Früchte eßbar werden. Ein Beispiel sind die unreifen Früchte der Tomate (*Lycopersicon esculentum*), die wegen ihres Solaningehalts zu Vergiftungen führen können. Giftfrei sind auch die reifen Früchte der Aubergine (*Solanum melongena*). Das Solanin und verwandte Alkaloide werden durch Hitzebehandlung nicht zerstört. Die Alkaloide können auch noch mehrere Tage nach Ingestion zu schweren abdominellen Schmerzen führen.

Kartoffel (*Solanum tuberosum* L.)

Familie
Nachtschattengewächse (*Solanaceae*)

Kurzbeschreibung
0,5 bis 1 m hohes Kraut mit unterirdischen Ausläufern, die am Ende knollige Verdickungen tragen. (Kartoffel(sproß)knollen). Blätter groß, fiederförmig geteilt, Blüten an reichblütigen, langgestielten Blütenständen, weiß, blau oder violett mit gelben bis gelbroten, in der Mitte zusammengeneigten Staubblättern. Früchte zu mehreren, kugelig, mirabellengroß, grün, (auch reif!), selten mit purpurfarbenem Schimmer, im Innern fleischig markig mit zahlreichen hellen Samen, an der Basis mit eng anliegendem 5-teiligen Blütenkelch.

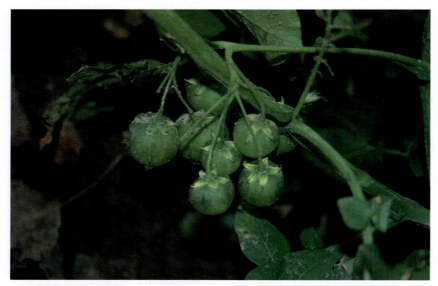

Abb. 32. Kartoffel (*Solanum tuberosum* L.). Fruchtstand

Vorkommen
Auf Feldern oder in Gärten kultiviert, nur ausnahmsweise verwildernd.

Verwechslung
Die Kartoffelknollen können von Unkundigen mit anderen Knollen verwechselt werden (siehe Bestimmungsschlüssel C für Wurzeln). Verwechslungen der grünen Beeren mit unreifen Beeren ähnlicher Größe ist nur vordergründig möglich. Zur Erkennung ist es wichtig, die Beeren aufzuschneiden, man erkennt die zahlreichen hellen Samen innerhalb des markigen Inhalts. Eine Beere von ähnlichem Aufbau und vergleichbarer Größe ist die Giftbeere (siehe *Nicandra physalodes*), die zur Reife braun gefärbt ist und in einen blasig aufgetriebenen Kelch eingehüllt ist.

Giftigkeit
Die Blüten und die unreifen Früchte sind mit bis zu 1%igem Solaningehalt besonders giftig. Die Kartoffelknollen enthalten 0,001%–0,002% Solanin. Der Solaningehalt steigt unter Lichteinfluß und durch Verletzungen der Knolle. Kartoffeln mit bereits durch Belichtung grün werdenden Keimen

sollten daher nicht verzehrt werden. Schälen der Kartoffeln reduziert den Solaningehalt, Kochen zerstört das Gift nicht.

Symptome
Vergiftungen mit Solanin führen z. T. noch Tage nach der Ingestion zu Erbrechen, Diarrhoen und neurologischen Symptomen (Krämpfe, Sehstörungen, Koma). Das Solanin wird unverändert mit dem Urin ausgeschieden und kann zu einer Nephropathie führen. Todesfälle sind selten vorgekommen. Bei unklarer abdomineller Symptomatik sollte man auch an Vergiftungen mit nicht mehr genießbaren Kartoffeln denken.

Therapie
Bei versehentlicher Ingestion von Kartoffelbeeren primäre Giftelimination.

Schwarzer Nachtschatten (*Solanum nigrum* L.)

Familie
Nachtschattengewächse (*Solanaceae*)

Kurzbeschreibung
Bis zu 60 cm hohes, einjähriges Kraut. Blätter ungeteilt, eiförmig, bis zu 6 cm lang, ganzrandig oder mit gezähntem Rand. Blüten- bzw. Fruchtstände mit bis zu 10 Blüten blattachselständig. Die kleinen Blüten sind weiß, mit in der Mitte zusammengeneigten gelben Staubblättern (dadurch einer kleinen Kartoffelblüte gleichend). Die erbsengroßen, kugeligen, fleischigen Beeren mit zahlreichen Samen sind reif glänzend schwarz, unreif grün. Der 5teilige Kelch liegt den Beeren an der Basis dicht an. Im Spätsommer häufig Blüten, unreife und reife Früchte gleichzeitig an einer Pflanze.

Vorkommen
Überall in Mitteleuropa als Unkraut auf Äckern, Schuttplätzen.

Verwechslung
Die Art ähnelt einer kleinen Kartoffel und riecht häufig nach Kartoffeln. In Mitteleuropa kommen mehrere eng verwandte Arten vor, die morphologisch sehr ähnlich sind und bezüglich ihrer Giftwirkung wahrscheinlich

Abb. 33. Schwarzer Nachtschatten (*Solanum nigrum* L.). Pflanze mit unreifen, grünen und reifen, schwarzen Früchten

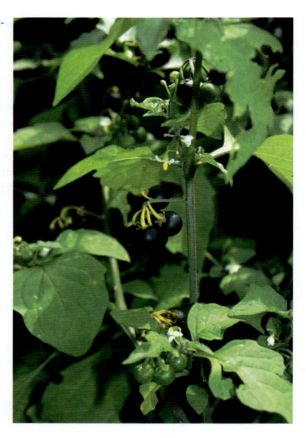

vergleichbar sind. Einige der Arten haben wie die Kartoffel grüne Beeren. Die Schwarze Zaunrübe (*Bryonia alba*) trägt Beeren von ähnlicher Größe und Form, die Art ist als windende Pflanze leicht unterscheidbar.

Giftigkeit
Giftige Steroidalkaloide (Solasonin und alpha-Solamargin) sind hauptsächlich in den Samen der unreifen Früchte enthalten. Die reifen Früchte sollen giftfrei sein. Alpha-Solanin wie in der Kartoffel liegt im Schwarzen Nachtschatten nicht vor, daher ist die Giftigkeit geringer zu bewerten. Das Laub und der Stengel zeichnen sich durch einen hohen Nitratgehalt aus.

Symptome
Bei Kleinkindern führt der Genuß von 6 bis 8 unreifen Beeren zu gastrointestinalen Reizerscheinungen mit Erbrechen und Diarrhoen, aber auch zu zentralnervösen Symptomen, zunächst mit Erregung und Krämpfen, schließlich zu Lähmungen. Als klinisches Zeichen wurde Mydriasis beobachtet.

Therapie
Bei Ingestion mehrerer Beeren durch kleine Kinder sollte eine primäre Giftelimination und klinische Überwachung erfolgen.

Bittersüßer Nachtschatten (*Solanum dulcamara* L.)

Familie
Nachtschattengewächse (*Solanaceae*)

Kurzbeschreibung
Windende sommergrüne Staude, die an der Basis verholzt ist. Blätter ungeteilt, bis zu 9 cm lang, länglich- eiförmig, häufig lang zugespitzt, mit

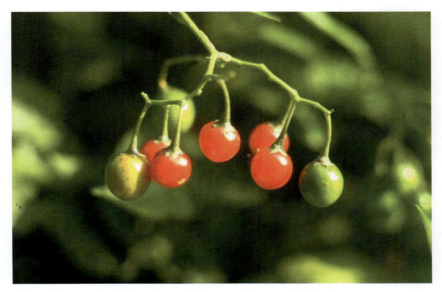

Abb. 34. Bittersüßer Nachtschatten (*Solanum dulcamara* L.). Früchte

herzförmigem Grund oder an der Basis geöhrt. Blüten in zusammengesetzten, vielblütigen (bis zu 20 blütigen) Blütenständen, an kleine Kartoffelblüten erinnernd, mit rosafarbenen, violetten oder (selten) weißen Blütenblättern und hellgelben, in der Mitte zusammengeneigten Staubblättern. Früchte nickend, spitz eiförmig mit mehreren Samen, reif rot und süßlich schmeckend, unreif grün und bitter.

Vorkommen
Häufig in feuchten Wäldern, aber auch an trockenen Standorten, z. B. an Mauern.

Verwechslung
Mögliche Verwechslung mit anderen roten, eiförmigen Früchten. Die Früchte der Berberitze (Berberis-Arten) sind kleiner und enthalten 2 Samen, sie befinden sich an den Ästen eines dornigen, nicht windenden Strauches. Die eiförmigen Früchte des Bocksdorns (*Lycium spec.*) sind zweisamig, sie hängen einzeln oder seltener zu mehreren von den Zweigen herab, aber nicht in zusammengesetzten Fruchtständen. Ihr Geschmack ist ebenfalls süßlich. Die windende Zaunrübe (*Bryonia dioica*) trägt kugelige Früchte mit nur einem Samen.

Giftigkeit
Die unreifen grünen Beeren sind reich an giftigen Steroidalkaloiden, die mit der Fruchtreife drastisch abnehmen. Die grünen Teile der Pflanze haben einen mittleren Giftgehalt. Die Gefährlichkeit für den Menschen ist umstritten.

Symptome
Symptome treten meist erst Stunden nach der Ingestion auf. Beobachtet wurden Brechreiz, Durchfälle und z. T. erhebliche Bauchschmerzen.

Therapie
Bei nachgewiesener Ingestion zahlreicher Früchte sollte eine primäre Giftelimination erfolgen.

Trunkelbeere, Rauschbeere
(*Vaccinium uliginosum* L.)

Familie
Heidekrautgewächse (*Ericaceae*)

Kurzbeschreibung
Der Heidelbeere ähnlicher Zwergstrauch von bis zu 1 m Höhe mit ungeteilten, umgekehrt eiförmigen, blaugrünen, häufig bereiften Blättern, im Winter kahl. Blüten weiß oder rötlich, glockenförmig, in Gruppen von 2 bis 4 Früchte blau, an Heidelbeeren erinnernd, jedoch mit hellem Fruchtfleisch und fadem Geschmack.

Vorkommen
Kommt in Mooren und feuchten Wäldern vor, v. a. im Norden Europas und in den Alpen. Als Zierpflanze nicht gebräuchlich.

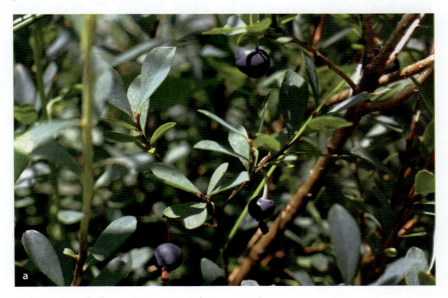

Abb. 35a. Trunkelbeere (*Vaccinium uliginosum* L.).

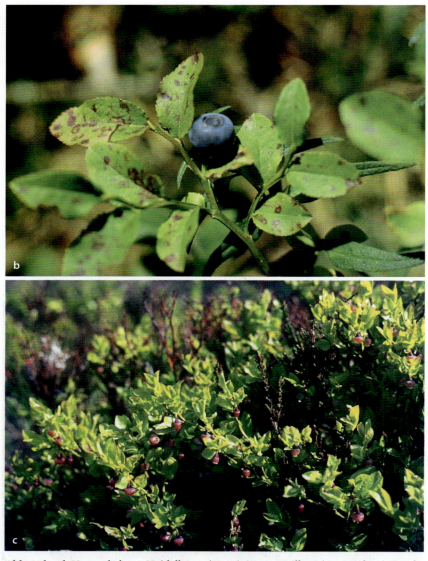

Abb. 35 b,c. b Verwechslung: Heidelbeere (*Vaccinium myrtillus* L.). Strauch mit Früchten **c** Verwechslung: Heidelbeere (*Vaccinium myrtillus* L.). Blühender Heidelbeerstrauch

Verwechslung
Beim Sammeln von Heidelbeeren (*Vaccinium myrtillus*) (Abb. S. 138) können Trunkelbeeren versehentlich gesammelt werden. In den Alpen kommen beide Arten häufig dicht beieinander vor. Trunkelbeeren besitzen blaugrüne, stumpfe Blätter, die Heidelbeere matt hellgrüne, zugespitze Blätter. Die Stengel der Trunkelbeere sind stielrund, die der Heidelbeere eckig. Heidelbeeren hängen einzeln an den Zweigen, die Trunkelbeeren in Gruppen bis zu 4.

Giftigkeit
Für die Giftwirkung sind unbekannte Wirkstoffe in den Früchten verantwortlich, bzw. die Substanz Arbutin in den Blättern. Die Giftigkeit wird insgesamt widersprüchlich beurteilt, sie ist offensichtlich zu gering, um bei Aufnahme geringer Mengen zu Symptomen zu führen.

Symptome
Es wurden gastrointestinale Störungen und zentralnervöse Symptome wie Gangunsicherheit und Sehstörungen beobachtet.

Therapie
Bei Aufnahme einer größere Anzahl der Beeren primäre Giftelimination.

Gemeiner Liguster, Rainweide (*Ligustrum vulgare* L.) und weitere Ligusterarten

Familie
Ölbaumgewächse (*Oleaceae*)

Kurzbeschreibung
Buschige Sträucher mit ungeteilten, eiförmigen, gegenständigen (selten zu dritt stehenden), dunkelgrün glänzenden Blättern, die im Winter abfallen. Vierteilige, stark duftende Blüten in zusammengesetzten, pyramidalen Blütenständen am Ende der Zweige. Früchte in zusammengesetzten Fruchtständen. Früchte erbsengroß, eiförmig, reif glänzend schwarz (selten gelb), mit zwei länglichen, violetten Kernen, die dicht nebeneinander liegen und fast die gesamte Frucht ausfüllen. Die reifen Früchte verbleiben häufig bis zum Frühjahr an den kahlen Sträuchern.

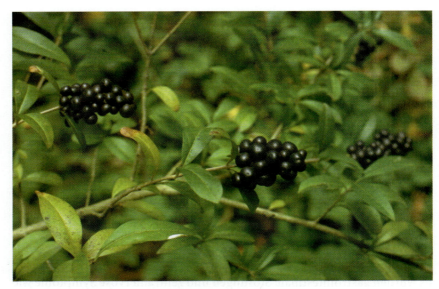

Abb. 36. Gemeiner Liguster (*Ligustrum vulgare* L.). Zweig mit reifen Früchten

Vorkommen
In lichten Wäldern und Gebüschen, häufiger kultiviert, z. B. in Hecken. Zahlreiche weitere Ligusterarten werden kultiviert.

Verwechslung
Charakteristisch sind die pyramidenförmigen, endständigen Fruchtstände. Verwechslungsträchtige Sträucher mit schwarzen Beeren haben hängende, traubige Fruchtstände (Traubenkirsche und Lorbeerkirsche) oder endständige flache Fruchtstände wie der Blutrote Hartriegel (*Cornus sanguinea*). Diese Arten besitzen einkernige Beeren.

Giftigkeit
In den Früchten und den Blättern nur z. T. bekannte Giftstoffe, darunter ein Glykosid.

Symptome
Symptomatische Vergiftungen sind selten, es kommt zu einer schweren Gastroenteritis. Bei Kindern sind Todesfälle nach Genuß einer großen Anzahl von Beeren aufgetreten.

Therapie
Abhängig von der aufgenommenen Menge primäre Giftelimination.

Allgemeines:
Geißblatt, Heckenkirsche (*Lonicera spec.*)

Die attraktiven Früchte der artenreichen Gattung Lonicera führen häufig zu Konsultationen der Giftnotrufzentralen, da sie gerne von Kindern gegessen werden und häufig vorkommen. Bei Kindern sind Massenvergiftungen bei Schulausflügen aufgetreten. Die Früchte der Geißblattarten sind rot, schwarz oder violett, in dichten, endständigen Fruchtständen quirlförmig angeordnet oder sie stehen sich paarweise als gestielte Doppelbeeren gegenüber. Bei ausgeprägter Verwachsung der Doppelbeeren entsteht der Eindruck einer Einzelbeere, z. B. bei den an Kirschen erinnernden Beeren der Alpen-Heckenkirsche (*Lonicera alpigena*). Lonicera-Arten sind strauchförmige oder windende Lianen.

Die Kenntnisse über die Inhaltsstoffe der Gattung sind noch ungenügend. Wahrscheinlich sind Saponine für die zu beobachtende Symptomatik verantwortlich.

Von den zahlreichen Arten der Gattung, die in Mitteleuropa kultiviert werden, werden nur die häufigsten einzeln dargestellt.

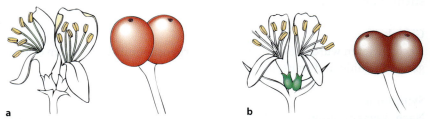

Abb. 37. Geißblatt, Heckenkirsche. **a** paarweise als gestielte Doppelbeere, **b** Verwachsung der Doppelbeere

Waldgeißblatt (*Lonicera periclymenum* L.)

Familie
Geißblattgewächse (*Caprifoliaceae*)

Kurzbeschreibung
Windender Strauch mit ungeteilten, eiförmigen, sich in Paaren gegenüberstehenden Blättern. Blüten- bzw. Fruchtstand endständig mit dicht quirlartig angeordneten Blüten (Früchten). Blüten sehr auffällig dekorativ, weißgelb, mit langer Kronröhre. Die im Sommer reifen Beeren sind ungestielt, rot, eiförmig; sie enthalten einen hellen Saft und mehrere Kerne. Am oberen Pol der Beeren bleibt der 5teilige Kelch krönchenartig stehen.

Vorkommen
Das Waldgeißblatt ist in Mitteleuropa eine häufige Waldpflanze, v. a. an Waldrändern.

Verwechslung
Ähnlich sind weitere windende Arten der Gattung, z. B. das Jelängerjelieber (*Lonicera caprifolium*), dessen unterhalb des Blütenstandes sitzendes Blattpaar verwachsen ist. Die Beeren des ebenfalls windenden Bittersüßen Nachtschattens (*Solanum dulcamara*) sind einzeln deutlich gestielt, der für das Waldgeißblatt charakteristische krönchenartige Kelchrest fehlt. Die ebenfalls windende Rote Zaunrübe (*Bryonia dioica*) besitzt ebenfalls gestielte, kugelige Beeren, die gesamte Pflanze ist krautig.

Giftigkeit
Nachgewiesen wurden Secoiridoide, Triterpensaponine, außerdem cyanogene Alkaloide und weitere Alkaloide.

Symptome
Nach Verzehr größerer Mengen der Früchte traten Erbrechen, blutige Diarrhoen, Krämpfe und komatöse Zustände auf.

Therapie
Nur bei Einnahme größerer Mengen der Früchte sollte eine primäre Giftelimination erfolgen.

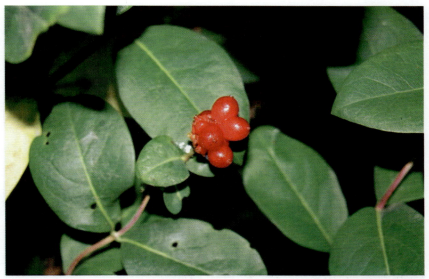

Abb. 38. Waldgeißblatt (*Lonicera periclymemum* L.). Pflanze mit endständigem reifen Fruchtstand

Heckenkirsche (*Lonicera xylosteum* L.)

Familie
Geißblattgewächse (*Caprifoliaceae*)

Kurzbeschreibung
1 bis 2 m hoher Strauch mit schmächtigen Zweigen. Blätter sommergrün, eiförmig, 2 bis 5 cm lang, paarweise sich gegenüberstehend, häufig weichhaarig. Blüten paarweise, 2lippig, weißgelb. Früchte sich paarweise als langgestielte Doppelbeeren in den Blattachseln gegenüberstehend. Beeren an der Basis miteinander verbunden. Häufig ist die eine Hälfte der Doppelbeeren kaum entwickelt und täuscht so eine Einzelbeere vor. Die Beeren enthalten einen hellen Saft und mehrere helle Samen.

Vorkommen
Häufig in Wäldern, auch in Hecken, zuweilen gepflanzt.

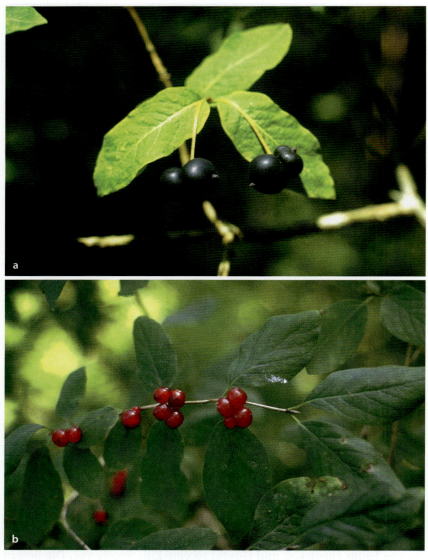

Abb. 39 a, b. a Schwarze Heckenkirsche (*Lonicera nigra* L.). Zweig mit reifen Früchten
b Heckenkirsche (*Lonicera xylosteum* L.).

Pflanzen mit geringem bis mittelschwerem Giftgehalt (Kategorie II)

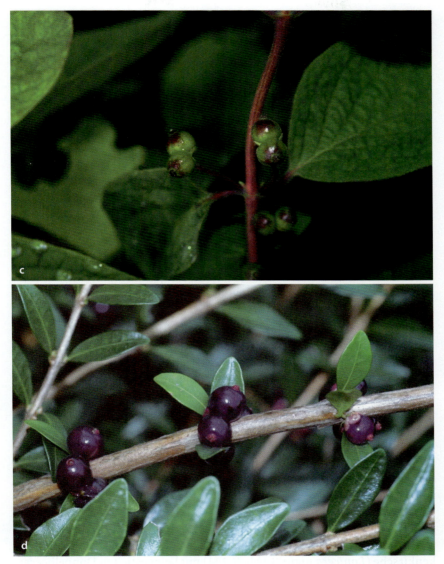

Abb. 39 c, d. c Heckenkirsche (*Lonicera xylosteum* L.). Zweig mit noch unreifen sich gegenüberstehenden Doppelbeeren d Geißblatt (*Lonicera nitida* L.). Reife Früchte

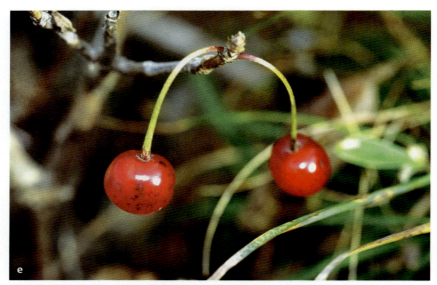

Abb. 39 e. Verwechslung: Alpen-Doppelbeere (*Lonicera alpigena* L.). Reife Früchte

Verwechslung
Charakteristisch sind die sich paarweise gegenüberstehenden, langgestielten Doppelbeeren, die aufrecht und nicht herabhängend in den Blattachseln stehen. Bei abgetrennten Früchte sollte man auf dieses Merkmal achten. Eine Einzelbeere kann vorgetäuscht werden! In diesem Fall ist die Verwechslung mit anderen roten Beeren möglich. Die größeren und eiförmigen Beeren des Goldbatts (*Aucuba japonica*) und des Hartriegels (*Cornus mas*) können durch ihre Einsamigkeit von den mehrsamigen Beeren der Heckenkirsche unterschieden werden.

Giftigkeit
(Siehe Waldgeißblatt S. 142).

Weitere Geißblattarten: In Gebirgswäldern kommt die schwarze Hekkenkirsche (*Lonicera nigra*) (Abb. S. 144) mit langgestielten Doppelbeeren vor, die anders als die Heckenkirsche an den Zweigen herabhängen und blauschwarz gefärbt sind.

Fast völlig miteinander verwachsene Doppelbeeren tragen die Blaue Doppelbeere (*Lonicera coerulea*) mit blauschwarzen, herabhängenden Früchten und die Alpen-Doppelbeere (*Lonicera alpigena*) (Abb. oben) mit kirschroten Früchten. Besonders die Alpen-Doppelbeere könnte mit Kirschen verwechselt werden, sie enthält aber mehrere Kerne.

In Vorgärten werden immergrüne Geißblattarten kultiviert (*Lonicera nitida*) (Abb. S. 145), die im Herbst etwa erbsengroße violette Beeren tragen.

Gemeiner Schneeball (*Viburnum opulus* L.)

Familie
Geißblattgewächse (*Caprifoliaceae*)

Kurzbeschreibung
Bis zu 3 m hoher Strauch mit gegenständigen Blättern, die an der Spitze 3- bis 5lappig sind, der Blattstiel ist an der Basis drüsig. Blütenstand reichblütig, doldenartig, z. T. auch kugelförmig. Die vergrößerten Randblüten sind weiß und steril, die zentralen fertilen Blüten cremefarben. Früchte erbsengroß, kugelig bis eiförmig, reif glänzend bis rot mit einem flachem Stein. Fruchtstand eine flache Scheindolde. Fruchtreife im Spätsommer.

Vorkommen
Häufig in Laubwäldern, in Hecken und Gärten.

Verwechslung
Verwechslung im Herbst mit roten Beeren anderer Sträucher. Der Traubenholunder (*Sambucus racemosa*) hat gefiederte Blätter, kugelige und deutlich kleinere Beeren in runden Fruchtständen. Mehlbeeren bzw. Ebereschen (*Sorbus spec.*) besitzen z. T. gefiederte Blätter (*S. aucuparia*), z. T. auch ungeteilte Blätter (*S. aria*). Ihre kugeligen Früchte enthalten mehre spitze Kerne innerhalb eines mehligen Fruchtfleischs. Weitere Früchte mit mehreren Kernen besitzen der dornige Feuerdorn (*Pyracantha coccinea*), die Felsenbirnen mit ihren traubigen Fruchtständen (*Amelanchier spec.*) und die Cotoneaster-Arten.

Giftigkeit
In der älteren Literatur sind Todesfälle nach Genuß von Schneeballbeeren beschrieben. Verwandte Arten aus Nordamerika sind jedoch roh eßbar, so daß die Angaben über die Giftigkeit kritisch beurteilt werden müssen. An

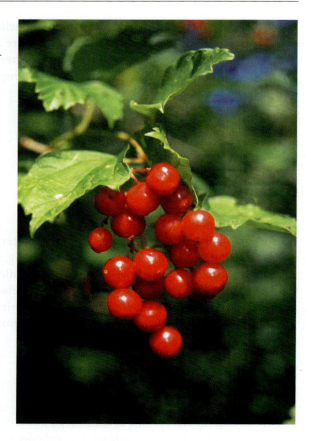

Abb. 40. Gemeiner Schneeball (*Viburnum opulus* L.). Reifer Fruchtstand

Inhaltsstoffen sind Cumarine, Diterpene und Glykoside nachgewiesen worden.

Symptome
Häufig tritt eine heftige Gastroenteritis nach Genuß der Beeren auf.

Therapie
Primäre Giftelimination ist bei Aufnahme einer größeren Menge der Beeren angezeigt.

Wolliger Schneeball (*Viburnum lantana* L.)

Familie
Geißblattgewächse (*Caprifoliaceae*)

Kurzbeschreibung
Bis zu 3 m hoher Strauch mit großen, eiförmigen, ungeteilten, am Rande gesägten, unterseits filzig behaarten Blättern. Blüten schmutzigweiß, in flachen, doldenartigen Blütenständen. Früchte eiförmig, fast völlig durch den flachen Stein ausgefüllt. Farbe der Früchte von grün über rot bis zu schwarz im Laufe der Fruchtreife. Häufig Früchte in allen drei Farben innerhalb eines Fruchtstands.

Vorkommen
In lichten Wäldern und Gebüschen oder in Parkanlagen.

Verwechslung
Siehe Hinweise unter Gemeiner Schneeball (*V. opulus*). Mehrere ähnliche Arten der Gattung sind beliebte Ziersträucher, z. B. *V. sieboldi, V. acerifo-*

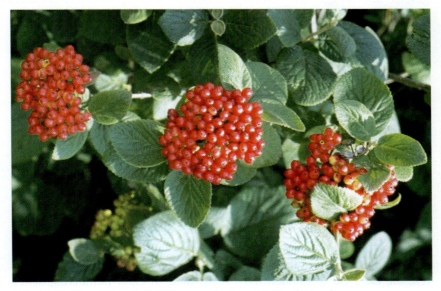

Abb. 41. Wolliger Schneeball (*Viburnum lantana* L.). Fruchtstand

lium mit schwarzen Früchten. Sehr häufig gepflanzt wird der immergrüne *V. rhytidophyllus* mit großen, schmal eiförmigen Blättern mit lederiger Textur. Der Fruchtstand ist *V. lantana* sehr ähnlich.

Giftigkeit
Glykoside, Saponine und weitere unbekannte Verbindungen, v. a. in den Früchten. Nach Ingestion größerer Mengen der Früchte sind Gastroenteritiden aufgetreten. Die Giftigkeit wird geringer als die des Gemeinen Schneeballs (*V. opulus*) eingeschätzt.

Gartenbohne (*Phaseolus vulgaris* L.)

Familie
Schmetterlingsblütengewächse (*Fabaceae*)

Kurzbeschreibung
Die in Gärten angebaute Gartenbohne ist ein einjähriges, windendes Kraut bis zu 3 m Höhe oder als Buschbohne (*var. nanus*) kürzer und strauchförmig. Die Blätter sind aus drei rautenförmigen Einzelblättern zusammengesetzt und langgestielt. Die Blüten befinden sich paarweise, ebenfalls langgestielt in aufrechten Blütenständen. Die Früchte sind grüne, gelbe oder blaue nach unten hängende, leicht gebogene, glatte Schoten mit hellen Samen.

Vorkommen
In Mitteleuropa ausschließlich kultiviert, ohne Verwilderungstendenz.

Verwechslung
In Mitteleuropa keine ähnlichen Arten. In Gärten könnte vereinzelt eine Verwechslung mit der Duftenden Platterbse oder Wicke (*Lathyrus odoratus*) auftreten. Die Schoten der Wicke sind behaart, die Blätter aus einem Paar von eiförmigen Einzelbättchen mit endständiger Ranke zusammengesetzt. Die Ranke fehlt bei der Gartenbohne.

Giftigkeit
In den rohen Samen und den Schoten sind giftige Lektine (Phasin) enthalten, die ca. 2 bis 3 Stunden nach Aufnahme zu einer hämorrhagischen Gastroenteritis führen. Die Gifte werden durch Kochen denaturiert.

Abb. 42. Gartenbohne (*Phaseolus vulgaris* L.).

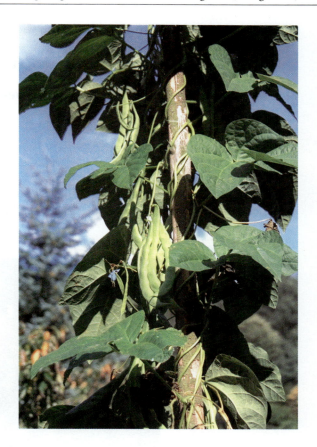

Symptome
Es kommt zu Übelkeit, Erbrechen, Diarrhoen und Koliken. Häufig betroffen sind Kinder. Todesfälle sind vorgekommen. Die rohen Schoten können außerdem eine Dermatitis verursachen. Ihnen wird eine milde diuretische und blutzuckersenkende Wirkung zugeschrieben.

Therapie
Primäre Giftentfernung, auch bereits bei Genuss von 3 bis 4 rohen Bohnen. Symptomatische Maßnahmen.

Weitere Bohnen aus der Gattung Phaseolus sind im Handel, z. B. die Feuerbohne (*Phaseolus coccineus*). Die Feuerbohne wird in Mitteleuropa ebenfalls kultiviert. Ihre Giftigkeit ist ähnlich wie bei der Gartenbohne zu bewerten.

Lupinen (*Lupinus polyphyllus* Lindley) und weitere Arten

Familie
Schmetterlingsblütengewächse (*Fabaceae*)

Kurzbeschreibung
Lupinenarten sind ein- und mehrjährige Kräuter mit handförmig aus zahlreichen Einzelblättchen zusammengesetzten Blättern. Der vielblütige

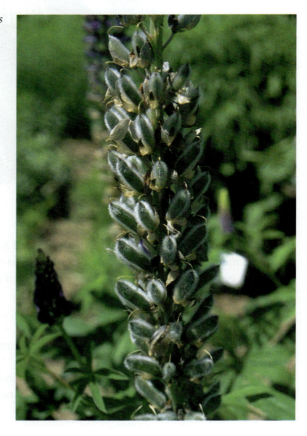

Abb. 43. Lupine (*Lupinus polyphyllus* Lindley). Fruchtstand mit behaarten Hülsen

Blüten- bzw. Fruchtstand ist aufrecht endständig mit blauen, gelben oder weißen Blüten.
Die Schoten stehen aufrecht und sind zottig behaart.

Vorkommen
In Mitteleuropa zur Zierde, als Gründüngung und Wildfutterpflanze eingesäte Arten, die z. T. verwildern.

Giftigkeit
Vergiftungen (auch tödliche) sind nach Verzehr der Samen durch Kinder vorgekommen. Neben Spartein sind weitere Chinolizidinalkaloide enthalten.

Symptome und Therapie
Empfohlen wird die Giftelimination nach der Ingestion von mehr als 2 Schoten.

Sogenannte Süßmutanten der Lupinen mit geringem Alkaloidgehalt sind auch für den menschlichen Verzehr geeignet. Die Samen sind reich an Proteinen und Stärke. Bei Tieren führt der massenhafte Verzehr von Lupinensamen zur sog. Lupinose mit schwerer Leberschädigung. Schimmelpilzbefall der Samen scheint die Erkrankung zu verursachen.

Besenginster (*Cytisus scoparius* L.)

Familie
Schmetterlingsblütengewächse (*Fabaceae*)

Kurzbeschreibung
Bis zu 2 m hoher Strauch mit grünen, rutenförmigen, gerillten Zweigen und kleinen, aus drei Einzelblättchen zusammengesetzte Blättern; Blätter an den Zweigenden ungeteilt oder fehlend. Blüten groß, leuchtend goldgelb, einzeln oder zu wenigen gruppiert dicht an den Zweigen stehend. Schoten seitlich zusammengedrückt, braun, meist behaart, mit mehreren braunen Samen.

Vorkommen
Häufig an Straßenrändern, in Lichtungen und in Wäldern. In Gärten auch mit anderen Blütenfarben (z. B. weiß, rot).

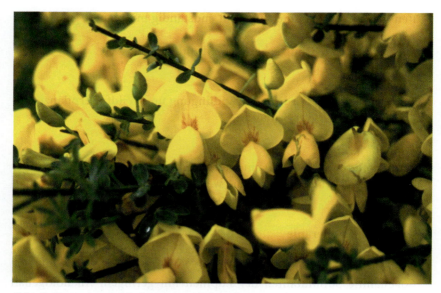

Abb. 44. Besenginster (*Cytisus scoparius* L.). Blütenstand

Verwechslung
Weitere Arten der Gattung Cytisus mit ähnlichem Aussehen werden angepflanzt. Die kleineren Ginsterarten der Gattung *Genista* tragen unscheinbare Schoten, die kaum zum Verzehr reizen. Der im Mittelmeergebiet vorkommende Pfriemenginster (*Spartium junceum*) wird vereinzelt gepflanzt. Durch seine ebenfalls rutenförmigen Zweige ist er dem Besenginster ähnlich und toxikologisch wahrscheinlich ähnlich zu beurteilen.

Giftigkeit und Symptome
In allen Pflanzenteilen sind Chinolizidinalkaloide enthalten, v. a. das Spartein mit chinidinähnlicher Wirkung auf das Reizleitungssystem des Herzens. Außerdem zentral wirksame Substanzen mit stimulierender Wirkung auf das Atemzentrum.

Eine fragliche, letal verlaufene Intoxikation durch eine Abkochung der Pflanze ist bekannt geworden. Es traten Kreislaufkollaps und paralytischer Ileus auf.

Therapie
Gesicherte Therapieempfehlungen können nicht gegeben werden.

Dicke Saubohne (*Vicia faba* L.)

Familie
Schmetterlingsblütengewächse (*Fabaceae*)

Kurzbeschreibung
Meist auf Feldern angebautes, bis zu 1 m hohes, einjähriges Kraut mit großen, gefiederten, blaugrünen Blättern ohne Endfieder (paarige Fiede-

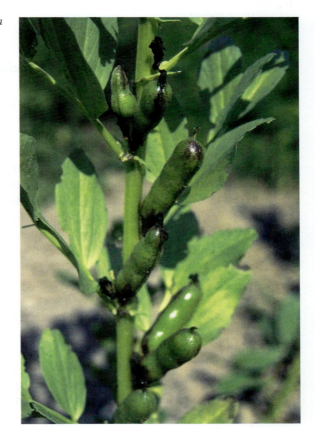

Abb. 45. Saubohne (*Vicia faba* L.). Früchte

rung). Die weißen, schwarzgefleckten Schmetterlingsblüten sind blattachselständig, die Schoten fast rund, flaumig behaart, der sehr große Samen braun.

Vorkommen
Selten aus den Kulturen verwildernd.

Giftigkeit
Der chronische Genuß der rohen Früchte oder das Einatmen des Blütenstaubs führt bei Personen mit erblichem Glucose-6-Phosphat Dehydrogenasemangel zum sogenannten Favismus. Der Enzymmangel wird X-chromosomal vererbt und tritt vorwiegend im Mittelmeergebiet auf. Bei chronischem Favismus kommt es zu rezidivierendem Erbrechen, Ikterus bei Hepatitis und zur hämolytischen Anämie. Die akute Toxizität der Saubohne ist unbedeutend.

Robinie, Falsche Akazie (*Robinia pseudoacacia* L.)

Familie
Schmetterlingsblütengewächse (*Fabaceae*)

Kurzbeschreibung
Bis zu 20 m hoher Baum mit großen, aus zahlreichen Einzelblättchen zusammengesetzten Blättern mit einem Endblättchen (unpaarige Fiederung) und zwei Dornen am Ansatz des Blattstiels. Blütenstand eine aus zahlreichen weißen Einzelblüten zusammengesetzte hängende Traube. Blütezeit von Mai bis Juni. Früchte dunkelbraune, flache, kahle Schoten (5 bis 10 x 1 cm) mit glatter Oberfläche und grünen oder braunen Samen. Schoten erst im Winter aufspringend.

Vorkommen
In Parkanlagen, Wäldern, entlang von Bahngleisen häufig gepflanzt.

Verwechslung
Weitere Arten der Gattung Robinia mit ähnlichem Aussehen werden selten in Parkanlagen gepflanzt. Eine weitere schotentragende Baumart in Parkanlagen ist die Gleditschie (*Gleditsia triacanthos*) mit braunen sehr langen, in sich leicht gedrehten Schoten und sehr auffälliger Bedornung des Stam-

Abb. 46. Robinie, Falsche Akazie (*Robinia pseudoacacia* L.). Aufspringende reife Fruchthülsen

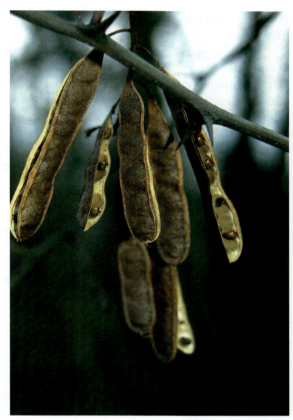

mes. Über toxische Substanzen der Gleditschie liegen keine Angaben vor. Ebenfalls in Parkanlagen und Gärten warmer Regionen wird der meist strauchförmige Judasbaum (*Cercis siliquastrum*) mit zahlreichen direkt den Ästen oder dem Stamm entspringenden, im Sommer purpurroten, später braunen Schoten gepflanzt. Über Intoxikationen durch die Art liegen keine Angaben vor.

Giftigkeit
Vorwiegend in der Rinde, weniger in den Samen liegt ein toxisches Lektingemisch sogenannter Toxalbumine, und Glykoside vor. Die Toxalbumine sind denen der Bohne (*Phaseolus vulgaris*) und des Rizinus (*Ricinus com-*

munis) ähnlich und führen zu einer vergleichbaren Vergiftungssymptomatik.

Symptome
Leichte Intoxikationen kommen bei Kindern vor, wenn sie Samen verzehren. Das Kauen der Rinde kann zu schwereren Vergiftungen führen, ist aber v. a. beim Vieh und nicht bei Menschen zu erwarten. Da der Toxingehalt des Holzes hoch ist, kann die Inhalation von Sägestaub Vergiftungen bedingen. Die weißen Robinienblüten werden offensichtlich in manchen Gegenden als Gewürz benutzt, ohne daß dadurch gesundheitliche Schäden bekannt geworden sind.

Therapie
Bei Ingestion zahlreicher Samen durch Kinder Giftelimination.

Gartenwicke, Wohlriechende Platterbse und Saatwicke (*Lathyrus odoratus* L. u. *Lathyrus sativus* L.)

Familie
Schmetterlingsblütengewächse (*Fabaceae*)

Kurzbeschreibung
Windendes einjähriges Kraut (bis 1,6 m hoch) mit aus zwei eiförmigen Einzelblättchen zusammengesetzten Blättern (1 Fiederpaar) und endständigen Ranken. Einzelblättchen bei *L. sativus* lanzettlich. Blütenstand lang gestielt mit 1 bis 3 großen, dekorativen Schmetterlingsblüten. Früchte große, an Erbsen erinnernde, behaarte Schoten mit zahlreichen Samen.

Vorkommen
Heimat Süditalien, heute vielfach in Gärten als Zierpflanze. Die Saatwicke wurde früher als Futterpflanze angebaut. Im Mittelmeergebiet dienen die Früchte auch heute noch der menschlichen Ernährung.

Verwechslung
Verwechslung am ehesten mit schotentragenden Anbaupflanzen im Garten. Das einzelne Fiederpaar mit endständiger Ranke unterscheidet sie von der Gartenbohne (*Phaseolus vulgaris*) mit 3zähligen Blättern und den

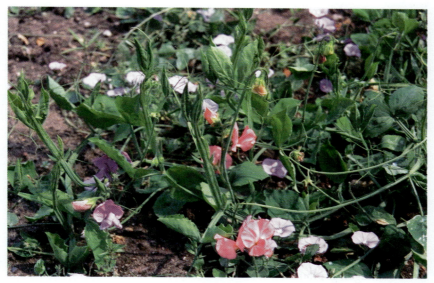

Abb. 47. Garten-Wicke (*Lathyrus odoratus* L.) oder Wohlriechende Platterbse. Auf dem Boden rankende Pflanze mit großen Blüten

Erbsen (*Pisum sativum*) und Saubohnen (*Vicia fava*) mit mehreren Fiederpaaren.

Ein einzelnes Fiederpaar mit endständiger Ranke trägt die Knollen-Platterbse (*Lathyrus tuberosus*), deren Wurzelknollen früher gern verspeist wurden. Die Art ist deutlich kleiner als die Wohlriechende Platterbse (bis ca. 0,8 m hoch) und ist ein häufiges Getreideunkraut.

Giftigkeit
Akute Vergiftungserscheinungen nach Genuß von bis zu 20 Samen sind nicht bekannt geworden.

Symptome und Therapie
Erst bei Aufnahme sehr großer Mengen ist die primäre Giftelimination zu empfehlen. Der chronische Konsum führt jedoch aufgrund der in den Samen enthaltenen toxischen Aminosäuren, u. a. von Aminopropionitril zum sogenannten Lathyrismus. In Indien haben Samen von Lathyrus-Arten einen großen Anteil an der menschlichen Nahrung und dies bedingt

das Auftreten des sogenannten Neurolathyrismus mit schweren neurologischen Schäden. Die Samen von *L. odoratus* führen im Tierversuch zum sogenannten Osteolathyrismus, einer Knochenerkrankung.

Erbsenstrauch (*Caragana arborescens* L.)

Familie
Schmetterlingsblütengewächse (*Fabaceae*)

Kurzbeschreibung
Bis zu 5 m hoher Strauch mit paarig gefiederten Blättern (5 bis 7 Fiederpaare, Endblättchen fehlt). Blüten gelb, zu 2 bis 5 Schoten gerade, gelblichbraun, mit stacheliger Spitze. Samen länglich, hellbraun.

Vorkommen
In Parkanlagen gepflanzt.

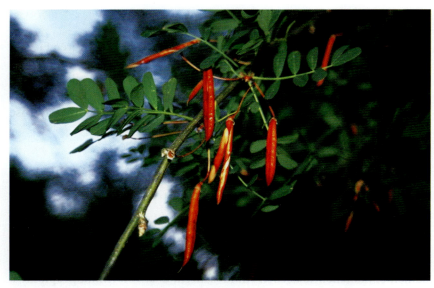

Abb. 48. Erbsenstrauch (*Caragana arborescens* L.). Reife, z. T. geöffnete Fruchthülsen und deutlich erkennbare, paarig gefiederte Blätter

Verwechslung
Wichtig ist die Unterscheidung der Schoten von denen des hochgiftigen Goldregens. Der Goldregen besitzt 3zählige Blätter, die Schoten hängen zu mehreren in traubenartigen Fruchtständen. Die Schoten sind unregelmäßig wellig und es fehlt die nach oben gebogene stachelige Spitze des Erbsenstrauchs. Die Samen des Goldregens sind dunkelbraun, nierenförmig, die des Erbsenstrauchs länglich und hellbraun.

Giftigkeit
Die Giftigkeit ist umstritten, offensichtlich ist in den Samen Cytisin enthalten, aber nur in geringer Konzentration.

Symptome und Therapie
Zur zu erwartenden Symptomatik und Therapie (siehe Besenginster S. 154).

Blasenstrauch (*Colutea arborescens* L.)

Familie
Schmetterlingsblütengewächse (*Fabaceae*)

Kurzbeschreibung
2 bis 3 m hoher Strauch mit unpaarig gefiederten Blättern. Gelbe Blüten zu 3 bis 8 in blattachselständigen, gestielten Blütenständen. Frucht im reifen Zustand geschlossen, blasig aufgetrieben und kaum einer Schote ähnelnd.

Vorkommen
In Süddeutschland einheimisch, sonst häufig gepflanzt.

Verwechslung
Die blasig aufgetriebene Schoten sind unverwechselbar.

Giftigkeit
An Inhaltsstoffen wurde Cytisin nachgewiesen. Über Intoxikationen ist nichts bekannt geworden.

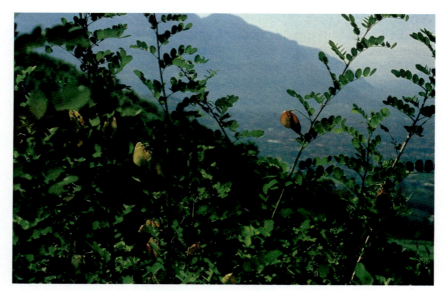

Abb. 49. Blasenstrauch (*Colutea arborescens* L.). Blasenstrauch mit blasig-aufgeblasenen Fruchthülsen

Glyzine, Blauregen (*Wistaria sinensis* D.C.)

Familie
Schmetterlingsblütengewächse (*Fabaceae*)

Kurzbeschreibung
Lianenartig windender Strauch mit großen, unpaarig gefiederten Blättern, die an Eschenblätter erinnern. Vielblütige, hängende Blütentrauben mit hellblauer Farbe und angenehmen Duft. Schoten traubenartig hängend, sehr kräftig, nahe der Spitze am breitesten, daher tränenförmig aussehend, mit großen Samen. Die Oberfläche der Schoten ist dicht kurzhaarig.

Vorkommen
An Mauern, Hauswänden und zur Laubenbegrünung gepflanzt.

Verwechslung
Sehr charakteristische Pflanze, die von Laien aber für eine blaublühende Robinie gehalten werden kann.

Giftigkeit und Symptome
In der Rinde und in den Wurzeln wurden Glykoside nachgewiesen. Darüber hinaus liegen in der gesamten Pflanze giftige Lektine vor. Die Samen gelten als recht giftig, bei Kindern rufen schon wenige Samen Erbrechen und Gastroenteritis hervor.

Therapie
Bei Aufnahme von mehr als 2 Samen von Kindern sollte daher Erbrechen induziert werden.

Pfaffenhütchen (*Evonymus europaea* L.)

Familie
Spindelbaumgewächse (*Celastraceae*)

Kurzbeschreibung
3 bis 6 m hoher Strauch mit gegenständigen, sommergrünen, eiförmigen, 6 bis 8 cm langen Blättern. Blüten in mehrblütigen Scheindolden, unscheinbar, gelblichgrün. Reife Früchte auffallend orangerot, in vier Teilkammern zerfallend mit jeweils einem länglich eiförmigen, leuchtend orangegelb gefärbten Samen (eigentlich der Samenmantel). Früchte in Längsrichtung aufspringend und die 4 Samen freigebend, die einige Zeit am Dach der Kapsel fixiert bleiben.

Vorkommen
Verbreitet in Wäldern und in Hecken.

Verwechslung
Die charakteristischen, sehr auffälligen Früchte können kaum verwechselt werden, höchstens mit weiteren Arten der Gattung, die als Ziersträucher gepflanzt werden.

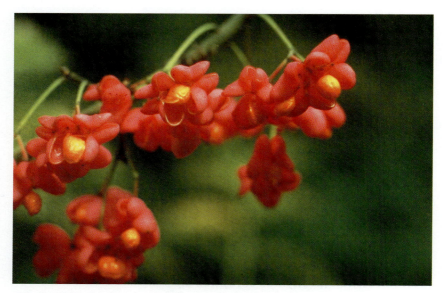

Abb. 50. Pfaffenhütchen (*Evonymus europaea* L.). Reife Früchte

Giftigkeit
Vor allem in den Samen sind Digitaloide, Alkaloide und bisher unerforschte Bitterstoffe enthalten, aber auch in der Rinde und in den Blättern. Unklar ist, ob der rote Fruchtmantel giftig ist.

Symptome
In älteren Berichten werden heftige kolikartige Bauchschmerzen und Kreislaufkollaps nach Verzehr von Früchten des Pfaffenhütchens beschrieben, außerdem eine zentralnervöse Symptomatik mit tonisch-klonischen Krämpfen und Koma bis hin zu Todesfällen. 36 Früchte sollen für Erwachsene tödlich sein.

Therapie
Nach Ingestion zahlreicher Früchte ist unbedingt eine primäre Giftentfernung durchzuführen.

Aronstab (*Arum maculatum* L.)
und Sumpfkalla oder Schlangenwurz
(*Calla palustris* L.)

Familie
Aronstabgewächse (*Araceae*)

Kurzbeschreibung
Der Aronstab besitzt große, grundständige, langgestielte Blätter mit pfeilförmiger Basis, die z. T. rotbraun gefleckt sind. Blütenstand durch tütenförmiges, grünliches Hochblatt besonders auffällig. Der Fruchtstand ist ein dicht mit roten Beeren besetzter, gestielter Kolben. Die Beeren enthalten

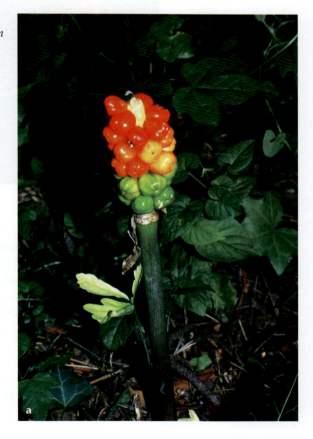

Abb. 51 a. Italienischer Aronstab (*Arum italicum* Miller). Fruchtstand mit reifen und unreifen Beeren

Abb. 51 b. Flamingoblume (*Anthurium spec.*)

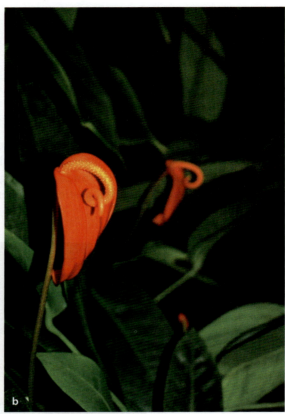

wenige weiße Samen und haben einen süßlichen Geschmack. Wurzelstock kräftig und parallel zur Oberfläche verlaufend. Blüten- und Fruchtstand der Sumpfkalla sind denen des Aronstabs sehr ähnlich. Die Blätter haben einen herz- statt pfeilförmigen Grund. Das den Blütenstand umschließende Hochblatt ist weiß. Die Beeren enthalten wenige, längliche, dunkle Samen. Das Hochblatt ist zur Fruchtreife bei beiden Arten verwelkt.

Vorkommen
Der Aronstab kommt häufig in Laubwäldern und Parkanlagen vor.
    Die seltene, in sumpfigen Wäldern wachsende Sumpfkalla wird neuerdings häufiger in der Uferzone von Gartenteichen gepflanzt.

Abb. 51 c, d. c Dieffenbachie (*Dieffenbachia spec.*). **d** Sumpfkalla oder Schlangenwurz (*Calla palustris* L.). Fruchtstand mit noch unreifen Beeren

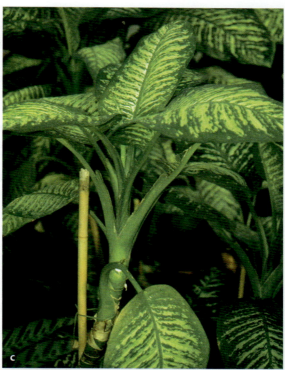

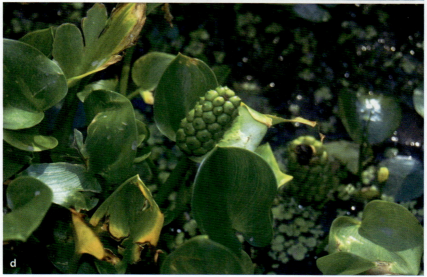

Verwechslung
In Mitteleuropa die einzigen einheimischen Vertreter dieser Familie mit dem charakteristischen kolbigen Blütenaufbau, die kaum verwechselt werden dürften. Weitere dekorative Aronstabarten werden in Gärten gepflanzt, z. B. *Arum italicum* (Abb. S. 165). Als Zimmerpflanzen sind zahlreiche Arten aus der Familie weit verbreitet, z. B. die Anthurie oder Flamingoblume (*Anthurium spec.*) (Abb. 166), die Zimmerkalla (*Zantedeschia spec.*), Spathiphyllum als blühende Zimmerpflanzen und die meist vegetativen Dieffenbachia (Abb. S. 167), Monstera und Philodendron-Arten.

In der Verlandungszone von Seen und an Fließgewässern wächst der Kalmus (*Acorus calamus*) mit einem grünen kolbigen Blütenstand, der seitlich ohne schützendes Hochblatt an kräftigen grünen Stengeln steht. Die Art riecht beim Zerreiben durch ätherische Öle sehr aromatisch.

Giftigkeit
Haut- und schleimhautreizend sind die in allen Pflanzenteilen enthaltenen Calciumoxalatnadeln, sogenannte Raphiden. Mit Ausnahme des Kalmus sind die Raphiden in allen Aronstabgewächsen enthalten.

Symptome
Bei Ingestion größerer Pflanzenmengen ist mit Brennen im Mund, Übelkeit und Erbrechen zu rechnen. Intoxikationen beim Menschen treten fast nur durch Verzehr der Beeren durch Kinder auf. Der Oxalatgehalt ist bei *Arum italicum* noch höher als bei den einheimischen Arten. Schwere Intoxikationen werden v. a. durch die starke Reizwirkung der Raphiden verhindert, die von weiterer Ingestion abhalten. Häufig ruft der Kontakt mit den Pflanzen eine Kontaktdermatitis hervor. Auch bei den o. g. Zimmerpflanzen der Familie sind die Vergiftungssymptome nach Ingestion in erster Linie durch die Calciumoxalatraphiden bedingt.

Therapie
Primäre Giftentfernung nur bei Ingestion größerer Mengen. Zufuhr von reichlich Flüssigkeit. Bei starken Schmerzen der Schleimhaut lokalanästhetikahaltige Salben.

Schmerwurz, Feuerwurz (*Tamus communis* L.)

Familie
Yamswurzgewächse (*Dioscoreaceae*)

Kurzbeschreibung
Rechtswindendes Kraut mit spießförmigen, am Grunde herzförmigen Blättern ohne Ranken. Männliche und weibliche Blüten auf verschiedenen Pflanzen, Blütenfarbe weiß, in blattachselständigen Trauben. Reife Beeren rot, kugelig, etwas größer als Erbsen, dreifächerig, mit 3 bis 5 Samen. Wurzel rübenartig verdickt und verzweigt.

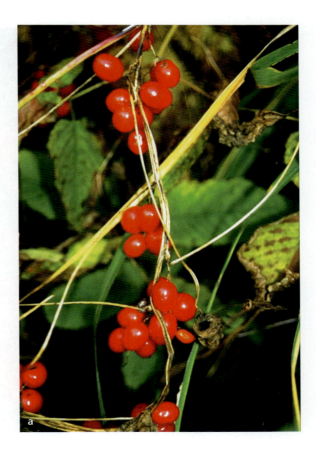

Abb. 52 a. Schmerwurz (*Tamus communis* L.). Fruchtstand mit reifen Beeren

Vorkommen

Wilde Vorkommen im Oberrheingebiet, aber insgesamt selten. Im mediterranen Raum häufiger.

Verwechslung

Die ebenfalls windende Zaunrübe (*Bryonia dioica*) mit roten Beeren kann durch die langen Ranken gut unterschieden werden. Der Bittersüße Nachtschatten (*Solanum dulcamara*) trägt wie der Bocksdorn (*Lycium spec.*) länglich eiförmige rote Beeren. Im Mittelmeergebiet hat die Liliaceae Smilax aspera einen der Schmerwurz sehr ähnlichen Fruchtstand. Smilax aspera hat dunkelgrüne, feste Blätter mit stacheliger Oberfläche und zwei kurzen Ranken an der Basis jedes Blattstiels. Die Art scheint ungiftig zu sein.

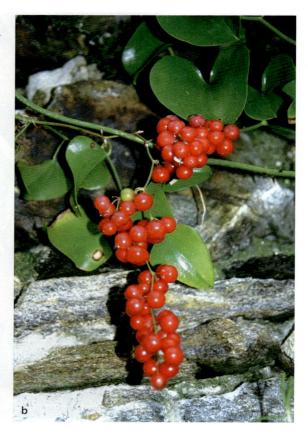

Abb. 52 b. Verwechslung: Stechwinde (*Smilax aspera*). Fruchtstand

Giftigkeit
Die ganze Pflanze enthält Calciumoxalatnadeln, die die Haut und Schleimhaut wie die Aronstabgewächse durch Mikrotraumatisierung reizen.

Symptome
Nach Ingestion kommt es zur Schleimhautreizung, Erbrechen, Durchfall.

Therapie
Außer einer primären Giftelimination bei Aufnahme größerer Mengen der Pflanze und einer symptomatischen Therapie können keine Empfehlungen gegeben werden.

Mistel (*Viscum album* L.)

Familie
Mistelgewächse (*Loranthaceae*)

Kurzbeschreibung
Immergrüner, gabelästiger, auf Laub- und Nadelbäumen schmarotzender Strauch mit gegenständigen, eiförmigen Blättern von lediger Textur. Blüten zweihäusig verteilt, zu 3 bis 5 ungestielt in den Gabeln gruppiert. Beeren rundlich, erbsengroß, weiß oder gelb mit schwarzem Samen, Fruchtfleisch schleimig. Fruchtreife im Winter.

Vorkommen
Überall häufig, v. a. auf Obstbäumen. Im Winter beliebter Weihnachtsschmuck, der auf Märkten angeboten wird.

Verwechslung
Eine Verwechslung erscheint kaum möglich.

Giftigkeit
Neben anderen Inhaltsstoffen sind toxische Proteine, sog. Viscotoxine in Stengeln und Blättern enthalten, die als parenterale Applikation wegen ihrer cytotoxischen Wirkung therapeutisch genutzt werden. In den Beeren fehlen diese Substanzen offensichtlich.

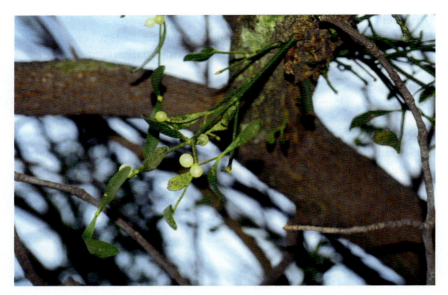

Abb 53. Mistel (*Viscum album* L.). Kleine Pflanze mit einzelnen Beeren

Symptome
Nach oraler Aufnahme von Mistelkraut oder Beeren sind lokale Reizerscheinungen, eventuell Schleimhautnekrosen zu erwarten. Über gesicherte schwere Mistelintoxikationen ist trotz immer wieder auftretender Ingestion wenig bekannt.

Wandelröschen (*Lantana camara* L.) und weitere Lantana-Arten

Familie
Eisenkrautgewächse (*Verbenaceae*)

Kurzbeschreibung
Mehrjähriges, an der Basis verholzendes Kraut oder Strauch mit eckigem Stengel und wenigen Dornen. Blätter eiförmig, mit gekerbtem Rand und runzeliger Oberfläche. Blüten klein, röhrenartig, gelb bis leuchtend rot, in dichten, doldenartigen Blütenständen. Früchte runde bis eiförmige Beeren,

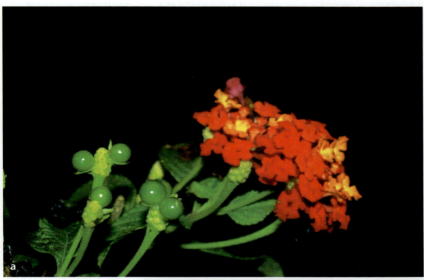

Abb. 54. a Wandelröschen (*Lantana camara* L.). Blütenstand (rechts) und noch unreifer Fruchtstand (links) **b** Wandelröschen (*Lantana camara* L.). Reifer Fruchtstand

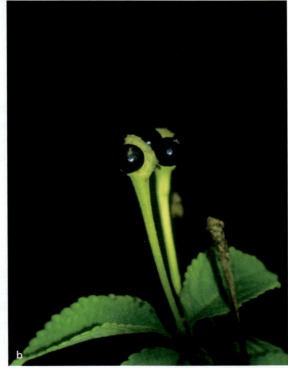

blau bis matt schwarz, etwas kleiner als Erbsen, mit einem einzelnen, kräftigen, hellen Kern, an der zylindrischen Blütenstandachse ungestielt befestigt.

Vorkommen
Im Gebiet nur als Zierpflanze, meist im Haus, vereinzelt auch in Anlagen außerhalb des Hauses.

Giftigkeit
Bei Kindern sind Vergiftungen durch die Beeren vorgekommen.

Symptome
Die Symptome sind gastrointestinale Irritation, Ikterus, Kreislaufschwäche, Photosensibilität, vereinzelt traten Todesfälle auf. Die vermutete Giftsubstanzen sind polyzyklische Triterpene.

Faulbaum (*Frangula alnus* Miller)

Familie
Kreuzdorngewächse (*Rhamnaceae*)

Kurzbeschreibung
1 bis 4 m hoher Strauch mit ungeteilten, eiförmigen Blättern. Zweige mit hellen Korkwarzen. Blüten zu 2 bis 10 blattachselständig, unscheinbar, blaßgrün, 5zählig. Früchte etwa erbsengroß, beerenartig, mit 1 (bis 3) Steinen, sich über braun und rot nach schwarz verfärbend. Häufig verschiedenfarbige Beeren an einem Strauch.

Vorkommen
Häufig in Gebüschen, an Waldsäumen.

Verwechslung
Der Kreuzdorn (*Rhamnus catharticus*) und weitere Arten der Gattung haben kleinere Blätter und sind an den Zweigenden bedornt. Die bedornte Schlehe (*Prunus spinosa*) ist ungiftig und hat größere, blaubereifte Beeren mit einem einzelnen Kern. An ähnlichen Standorten ist auch der Blutrote Hartriegel (*Cornus sanguinea*) zu erwarten. Seine linsengroßen, kugeligen schwarzvioletten, unscheinbar weißgefleckten Früchte mit einzelnem gro-

Abb. 55. Faulbaum (*Frangula alnus* Miller). Zweig mit Früchten in verschiedenen Reifestadien

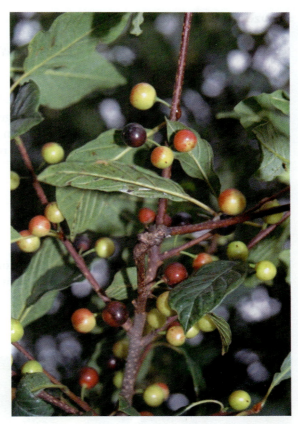

ßen Kern stehen in vielfrüchtigen, doldigen Fruchtständen an den Zweigenden.

Giftigkeit
In den Früchten (v. a. in den unreifen), Blättern und in der Rinde wurden Glykoside, Saponine und Gerbstoffe nachgewiesen. Nach reichlichem Genuß wurden heftige Gastroenteritiden beobachtet. In der Volksmedizin werden die Blätter als Laxans benutzt.

Therapie
Symptomatisch.

Kreuzdorn (*Rhamnus catharticus* L.)

Familie
Kreuzdorngewächse (*Rhamnaceae*)

Kurzbeschreibung
2 bis 5 m hoher Strauch, selten auch größer. Zweigenden meist mit langen Dornen bewehrt. Blätter ungeteilt, eiförmig. Blüten gelbgrün, zu mehreren in den Blattachseln, 4zählig. Früchte erbsengroß, reif schwarz, mit 3 bis 4 Kernen und süßlich bitterem Geschmack.

Vorkommen
Häufig in Gebüschen, Hecken, an Waldrändern.

Verwechslung
Vom Faulbaum kann der Kreuzdorn durch die dornigen Zweige und die 4zähligen Blüten unterschieden werden.Die Früchte sind etwas größer als die des Faulbaums und dichter gedrängt.

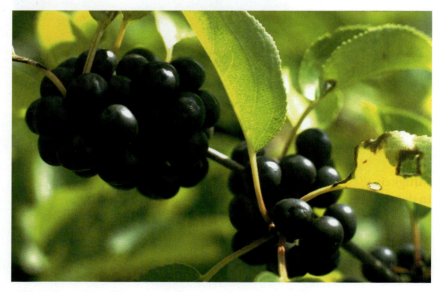

Abb. 56. Kreuzdorn (*Rhamnus catharticus* L.). Zweig mit reifen Beeren

Giftigkeit
Die Früchte, v. a. solange sie unreif sind, enthalten Glykoside und Saponine.

Symptome
Bei Kindern wurden schwere Gastroenteritiden nach Genuß von mehr als 20 Früchten beobachtet.

Therapie
Symptomatisch.

Kirschlorbeer, Lorbeerkirsche (*Prunus laurocerasus* L.)

Familie
Rosengewächse (*Rosaceae*)

Kurzbeschreibung
2 bis 5 m hoher Strauch (selten auch baumförmig) mit ungeteilten, immergrünen, dunkelgrün glänzenden, länglich eiförmigen, deutlich zugespitzten Blättern von 10 bis 15 cm Länge. Blattrand gekerbt oder glatt. Blüten weiß, in reichblütigen, aufrechten Trauben. Früchte mit einem kräftigem Stein, sich über rötlich nach schwarz verfärbend, kleiner als Sauerkirschen, größer als Erbsen.

Vorkommen
Im Gebiet sehr häufig kultiviert und in der Natur verwildernd.

Verwechslung
Sehr ähnlich und toxikologisch wohl identisch zu beurteilen, ist die selten gepflanzte *Prunus lusitanica*. Die immergrünen, glänzenden Blätter der Lorbeerkirsche können mit den immergünen Blättern von Rhododendron-Arten oder Goldblatt (*Aucuba japonica*) verwechselt werden. Die langen Blüten- bzw. Fruchttrauben fehlen bei Rhododendron. Aucuba trägt gescheckte Blätter und rote Früchte. Die Traubenkirschen (*Prunus padus* und *P. serotina*) besitzen traubige Blüten- bzw. Fruchtstände, die bei *P. serotina* aufrecht stehen. Die erst rötlichen, dann schwarzen Früchte sind ungiftig (der Samen enthält allerdings Amygdalin in geringer Menge und sollte nicht zerkaut werden) und kleiner als bei der Lorbeerkirsche, die Blätter sind kleiner, nur sommergrün, bei *P. padus* matt, bei *P. serotina* glänzend.

Abb. 57. Lorbeer-Kirsche (*Prunus laurocerasus* L.). Strauch mit reifen Fruchtständen

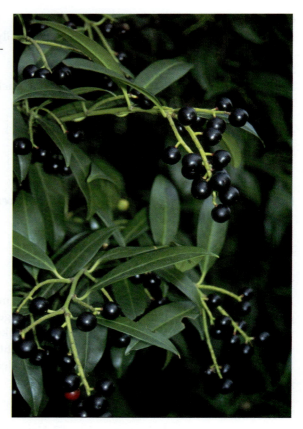

Die Rinde der Spätblühenden Traubenkirsche (*P. serotina*) ist durch ihren Prunasingehalt toxisch.

Giftigkeit
Blätter und Samen enthalten die Blausäureglykoside Prunasin und Amygdalin. Das Fruchtfleisch enthält dagegen kaum Glykoside und gilt sogar als eßbar. Vergiftungen sind sehr selten.

Symptome
Bei Ingestion einer erheblichen Menge ist die Symptomatik der Blausäurevergiftung zu erwarten.

Therapie
Siehe unter Cyanidvergiftung (nachfolgender Text).

Allgemeines:
Therapie der Cyanid- und Blausäurevergiftung

Cyanogene Glykoside setzen nach Hydrolyse die hochtoxische Blausäure frei. Obwohl Blausäureglykoside in zahlreichen Pflanzen vorkommen, sind relevante Vergiftungen selten und praktisch nur durch Aufnahme von Bittermandelöl bei Morden oder Selbstmorden vorgekommen. Die letale Dosis liegt beim Menschen bei 1 mg Blausäure/kg Körpergewicht. Dies entspricht bei Erwachsenen etwa 50 bis 60 bitteren Mandeln, bei Kindern 6 bis 10. Auch in Pfirsichkernen sind erhebliche Cyanidkonzentrationen enthalten, Pfirsichkerne wurden in Ägypten zur Hinrichtung benutzt.
Akzidentelle Vergiftungen sind selten, da auch bei vergleichsweise cyanidreichenPflanzen große Mengen der meist bitter schmeckenden Planzen aufgenommen und im Magen-Darm-Trakt hydrolysiert werden müssen.

Symptomatik
Hyperpnoe, Rotfärbung der Haut, Erbrechen, hypoxische Krämpfe, zentrale und periphere Atemlähmung.

Therapie
Die körpereigene Entgiftung erfolgt durch Bildung von Thiocyanat (= Rhodanid), das renal eliminiert werden kann. Die hierzu notwendige Mobilisierung von Schwefel aus dem toffwechsel kann limitierend sein und therapeutisch durch 10%iger Natriumthiosulfatlösung zur Bereitstellung des Schwefels unterstützt werden Dosis: 10 bis 20 ml i.v., evtl. in 10minütlichen Abständen wiederholen. Die körpereigene enzymatische Thiocyanatbildung ist sehr effektiv, der Wirkungseintritt ist aber relativ langsam.
  Zur raschen Bindung von Cyanat sollte daher eine therapeutische Methämoglobinbildung induziert werden: Amylnitritinhalation (2 zerdrückte Ampullen) oder 3%iges Natriumnitrit 10 ml langsam i.v.. Alternativ p-Dimethylaminophenol 3 mg/kg Kg i.v. oder Hydroxocobalamin (Vit. B-12 i.v. bildet ebenfalls stabile Cyanidkomplexe).

Christrose, Schwarze Nieswurz (*Helleborus niger* L.)

Familie
Hahnenfußgewächse (*Ranunculaceae*)

Hinweis
Im Englischen wird die Art auch Black Hellebore genannt. Der Name kann zu Verwechslungen mit White Hellebore führen, dem Weißen Germer (*Veratrum album*), einer stark giftigen Pflanze mit anderen Inhaltsstoffen.

Kurzbeschreibung
Mehrjährige, krautige Pflanze mit langgestielten, großen, handförmig geteilten Blättern von lederiger Textur. Blüten einzeln, langgestielt, groß, mit fünf weißen, z. T. auch rötlichen oder grünen blütenblattähnlichen Kelchblättern. Blütezeit im Winter bis zum zeitigen Frühjahr. Frucht aus balgartigen Einzelfrüchten mit zahlreichen braunen Samen zusammengesetzt. Kräftiger, aber nicht knolliger, schwarzbrauner Wurzelstock.

Vorkommen
Einheimisch in den Alpen, zahlreich in Gärten gepflanzt und von dort verwildernd.

Verwechslung
Weitere im Gebiet vorkommende Nieswurzarten sind die Stinkende Nieswurz (*Helleborus foetidus*) und die Grüne Nieswurz (*H. viridis*). Beide Arten haben große, handförmig geteilte Blätter, die Blüte ist bei *H. viridis* grün, bei *H. foetidus* gelbgrün mit rötlichem Rand.

Giftigkeit
In allen Pflanzenteilen befinden sich Digitalisglykoside, Saponine und das Proteoanemonin.

Symptome und Therapie
Nach Ingestion treten Kratzen im Mund, Erbrechen, kolikartige Bauchschmerzen auf. Als klinisches Zeichen kann eine Mydriasis zu beobachten sein. Bei schweren Intoxikationen mit kardialen Symptomen wie Bradykardie und Herzinsuffizienz ist wie bei einer Digitalisintoxikation vorzugehen. Die Grüne Nieswurz soll weniger Digitalisglykoside enthalten als die übrigen Arten. Insgesamt sind Intoxikationen von Menschen selten, in

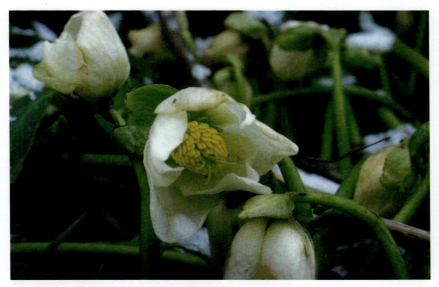

Abb. 58. Christrose (*Helleborus niger* L.). Blühende Christrose

der Vergangenheit traten sie durch die offizinell verwandten Wurzeln häufiger auf.

Christophskraut (*Actaea spicata* L.)

Familie
Hahnenfußgewächse (*Ranunculaceae*)

Kurzbeschreibung
30 bis 60 cm hohe Staude mit großen, geteilten, 1- bis 3fach gefiederten Blättern und endständigem traubenförmigem Blütenstand bzw. Fruchtstand. Blütentrauben reichblütig, Blüten weiß, mit zahlreichen Staubblättern, die die reduzierten Blütenblätter überragen. Die im reifen Zustand glänzend schwarzen Beeren sind länglich eiförmig, 12 bis 13 mm lang, und enthalten zahlreiche zweireihig angeordnete Samen in wäßrigem, rötlichem Fruchtfleisch.

Abb. 59. Christophskraut (*Actaea spicata* L.). Fruchtstand

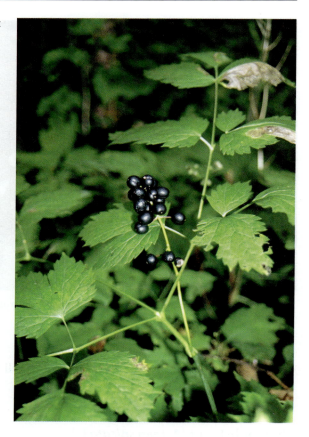

Vorkommen
Verbreitet in Wäldern, vorwiegend in Laubwäldern.

Verwechslung
Liegen nur die Beeren vor, so ist die Verwechslung mit schwarzen Früchten anderer Arten möglich. Endständige Fruchttrauben an Sträuchern findet man beim Liguster mit deutlich kleineren Beeren, die zwei längliche violette Samen enthalten, bei den Traubenkirschen (*Prunus padus* und *P. serotina*) und der Lorbeerkirsche (*Prunus laurocerasus*) mit nur einem Kern.

Nicht endständig, sondern seitlich an den Zweigen stehen die Früchte des Faulbaums (*Frangula alnus*), die deutlich kleiner als die Beeren des

Christophskrauts sind und 2 bis 3 Kerne (Steinfrüchte) enthalten, und die Früchte des Kreuzdorns (*Rhamnus catharticus*) mit 4 Kernen.

Giftigkeit
Die Beeren und die in ihnen enthaltenen Samen sind giftig. Nachgewiesen wurde eine dem Proteoanemonin ähnliche Substanz, die aufgrund der vorliegenden Erfahrungen als nur mäßig giftig eingestuft werden kann.

Symptome
Reizerscheinungen der Haut mit Blasenbildung und nach Ingestion zu einer Enteritis.

Therapie
Nur nach Aufnahme erheblicher Mengen der Beeren sollte eine primäre Giftelimination erfolgen.

Gift-Hahnenfuß (*Ranunculus sceleratus* L.)

Familie
Hahnenfußgewächse (*Ranunculaceae*)

Kurzbeschreibung
Aufrecht wachsendes 1- bis 2jähriges Kraut von 20 bis 50 cm Höhe mit hohlem Stengel, die gestielten Blätter sind 3- bis 5teilig, fleischig, hellgrün bereift. Blüten zahlreich, mit kleinen, blaßgelben Blütenblättern, die den langen grünen Narbenkegel umgeben. Früchte aus vielen nüßchenartigen Fruchtblättern zusammengesetzt.

Vorkommen
Sehr häufig auf Schlamm, an Flußufern.

Verwechslung
Weitere Hahnenfußarten. Anders als die meisten einheimischen Hahnenfußarten besitzt der Gift-Hahnenfuß besonders kleine und auffällig blaßgelbe Blütenblätter.

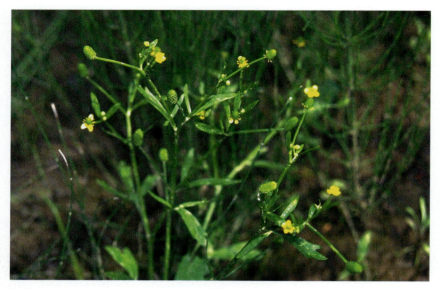

Abb. 60. Gift-Hahnenfuß (*Ranunculus sceleratus* L.). Blühender Gift-Hahnenfuß

Giftigkeit
Der Gift-Hahnenfuß enthält wie andere Hahnenfußarten (Scharfer Hahnenfuß, Flammender Hahnenfuß, Knolliger Hahnenfuß) das scharfe, hautreizende Proteoanemonin.

Symptome
Bei Hautkontakt kann es zu einer blasenbildenden Dermatitis kommen. Die Substanz ist fungitoxisch. Innere Vergiftungen sind beim Menschen nicht zu erwarten, höchstens beim Vieh. Getrocknet wird das Gift im Heu in eine nichttoxische Substanz umgewandelt.

In weiteren Gattungen aus der Familie der Hahnenfußgewächse wurden ähnlich hautirritierende nachgewiesen: Windröschen (*Anemone*), Küchenschelle (*Pulsatilla*), Waldrebe (*Clematis*), Nieswurz (*Helleborus*).

Wiesen-Bärenklau (*Heracleum sphondylium* L.) und Riesen-Bärenklau oder Herkulesstaude (*Heracleum mantegazzianum* Somm. et Levier)

Familie
Doldenblütengewächse (*Apiaceae*)

Kurzbeschreibung
Die Bärenklauarten sind sehr große Doldenblütler mit gelappten bis zerschlitzten Blättern. Die kantig gefurchten Stengel sind wie die Blätter borstig behaart. Die Früchte sind stark abgeflacht, haben einen eiförmigen Umriß und sind am Rande geflügelt.
  Der einheimische Wiesen-Bärenklau (*H. sphondylium*) ist zwei- bis mehrjährig und wird 1 bis 2 m hoch. Die großen Blätter sind ungeteilt, wenig gelappt, oder auch mehrfach gefiedert. Die weißgrünlichen Blüten stehen in einer reichblütigen Doppeldolde. Die Früchte sind 6 bis 10 mm lang.
  Der aus dem Kaukasus eingeführte Riesen-Bärenklau (*H. mantegazzianum*) ist zwei- bis mehrjährig und wird bis zu 5 m hoch, die zerschlitzten bis gefiederten Blätter können eine Länge von 3 m erreichen. Die riesige Doppeldolde ist aus bis zu 150 Doldenstrahlen zusammengesetzt. Die Blütenfarbe ist meist weiß.

Vorkommen
Der Wiesen-Bärenklau ist eine weit verbreitete und häufige Wiesenpflanze, der zunächst nur kultivierte Riesen-Bärenklau ist inzwischen in vielen Gegenden in der Natur eingebürgert.

Verwechslung
Gegenüber vielen anderen Doldenblütlern unterscheiden sich die Bärenklauarten durch ihren kräftigen Wuchs und die grobe Lappung bzw. Fiederung der Blätter und die eiförmigen, geflügelten Früchte. Ähnlich sind jedoch die Engelswurzarten (*Angelica spec.*).

Giftigkeit und Symptome
Die Bärenklauarten enthalten hohe Konzentrationen an Furanocumarinen, die nach Hautkontakt im Zusammenhang mit UV-Bestrahlung zu einer bullösen Dermatitis führen können. Typisch ist ein bullöses Erythem, das eine Zone der Hyperpigmentation zurückläßt. Besonders der Hautkontakt mit aus dem Stengel austretenden Pflanzensaft hat zu schweren Der-

Beschreibungen der Pflanzen

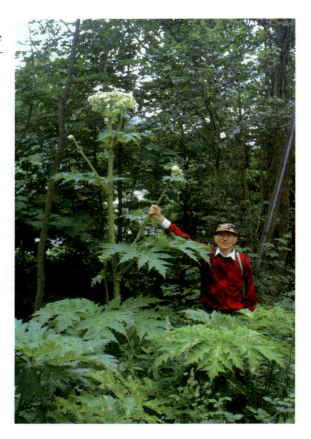

Abb. 61. Riesen-Bärenklau oder Herkulesstaude (*Heracleum mantegazzianum* Somm. et Levier). Blühender Riesen-Bärenklau

matitiden geführt. Der Riesen-Bärenklau enthält im Frühjahr besonders hohe Konzentrationen an Furanocumarinen.

Weitere Doldenblütler enthalten Furanocumarine in größerer Mengen, z. B. Pastinak (Pastinaca sativa), Knorpelmöhre (Ammi majus), Haarstrangarten (Peucedanum spec.) und Engelswurz (Angelica spec.), außerdem Arten aus der Familie der Rautengewächse und der Johanniskrautgewächse.

Therapie
Große Blasen abpunktieren, lokale antiphlogistische Maßnahmen wie Triamcinolon, Einfärben mit Farbstoffen.

Allgemeines:
Photoxische und allergische Dermatosen durch Pflanzen

Die durch Furanocumarine in Zusammenhang mit UV-Strahlung hervorgerufene Photodermatose wird im vorausgehenden Abschnitt über die Bärenklauarten beschrieben.

Daneben gibt es vor allem in Nordamerika schwere, akut verlaufende allergische Dermatosen durch die dort einheimischen Rhus-Arten aus der Familie der Anacardiaceen. Ca. 50% der dortigen Bevölkerung sind gegen die phenolischen Inhaltsstoffe, sogenannte Urushiole sensibilisiert. Die bedeutsamsten Arten Poison ivy (*Rhus radicans*) und Poison oak (*Rhus toxicodendron*) werden nur ausnahmsweise in Europa gepflanzt. Die Sträucher haben dreiteilige Blätter (wie der Goldregen). Der in Europa häufig kultivierte Essigbaum (*Rhus typhina*) aus der gleichen Gattung ist ungefährlich und besitzt gefiederte Blätter.

Zu Kontaktekzemen führen zahlreiche Pflanzen, von denen hier nur wenige genannt werden können. Eine ausführliche Übersicht findet sich u. a. bei Hausen (1988).

Einige häufige Ursache allergischer Dermatitiden sind Primeln (besonders die Becherprimel) (*Primula obconica*), Arnika, die Phacelie und die Skimmie sowie die Schnittblumen Inkalilie (*Alstroemeria spec.*) und Tulpen. Bei Waldarbeitern kann auch ein sesquiterpenhaltiges Lebermoos (*Frullania spec.*) zur Kontaktdermatitis führen.

Schöllkraut, Warzenkraut (*Chelidonium majus* L.)

Familie
Mohngewächse (*Papaveraceae*)

Kurzbeschreibung
Ausdauerndes, verzweigtes Kraut mit hohlem Stengel und geteilten (gefiederten) Blättern, bis 60 cm hoch. Blüten gelb, mit vier Blütenblättern. Früchte längliche grüne, aufrecht stehende Schoten mit zahlreichen, schwarz glänzenden Samen. Die ganze Pflanze enthält einen auffälligen orangegelben Milchsaft, der beim Abflücken tropfenförmig austritt. Wurzel rübenartig verdickt, milchsafthaltig.

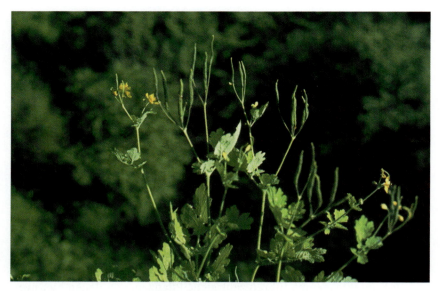

Abb. 62. Schöllkraut, Warzenkraut (*Chelidonium majus* L.). Pflanze mit Blüten und Früchten

Vorkommen
Unkraut auf Schutt, in Ortschaften.

Verwechslung
Keine ähnlichen Arten. Die rübenförmig verdickte Wurzel könnte u. U. mit Wurzelgemüse verwechselt werden.

Giftigkeit
Die angeblich hautreizenden Eigenschaften des Milchsaftes konnten nicht bestätigt werden. Über eine fragliche tödliche innere Vergiftung wurde 1936 berichtet. Es wurden inzwischen ca. 20 toxische Alkaloide als Inhaltsstoffe nachgewiesen.

Symptome
Nach Ingestion von Pflanzenteilen wurden brennende Sensationen im Mund, Diarrhoen, z. T. mit Blutbeimischung beobachtet.

Therapie
Allenfalls nach Aufnahme größerer Giftmengen primäre Giftentfernung.

Lerchensporn (*Corydalis cava Schweigg*. et Koerte und *Corydalis solida* (L.) Clairv.)

Familie
Mohngewächse (*Papaveraceae*)

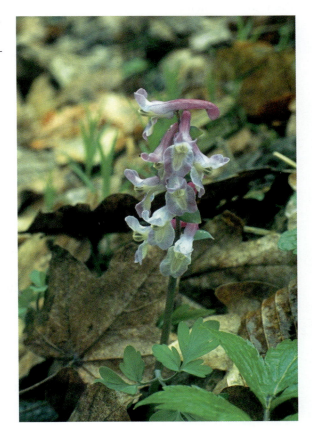

Abb. 63. Hohler Lerchensporn (*Corydalis cava* Schweigg. et Koerte). Blütenstand

Kurzbeschreibung
Bis ca. 30 cm hohe ausdauernde Kräuter mit im Frühjahr erscheinenden geteilten, doppelt dreizähligen Blättern und aufrechten, vielblütigen Blütentrauben mit auffällig gespornten, weißen oder roten Blüten.
Die Wurzel ist eine tief im Boden liegende, kugelige, z. T. hohle (*C. cava*) Knolle.

Vorkommen
Weit verbreitet in Wäldern und Parkanlagen.

Giftigkeit
Die Wurzelknollen enthalten zahlreiche Alkaloide. Die Knolle liegt jedoch sehr tief unter der Erde und ihr Verzehr durch den Menschen ist unwahrscheinlich.
Das Hauptalkaloid Bulbocapnin kann bei Tieren zu einem kataleptischen Zustand führen.

Wiesen-Sauerampfer (*Rumex acetosa* L.)

Familie
Knöterichgewächse (*Polygonaceae*)

Kurzbeschreibung
Mehrjähriges aufrechtes Kraut mit dunkelgrün glänzenden, ungeteilten, länglich eiförmigen Blättern. Grundblätter lang gestielt mit pfeilförmigem Blattgrund, Stengelblätter ungestielt, mit dem Blattgrund den deutlich gerillten Stengel umfassend. Blütenstand wie eine Rispe verzweigt, mit unscheinbaren, meist rötlichen, zweihäusigen Blüten.

Vorkommen
Häufig auf Wiesen, z. T. auch in Gärten kultiviert.

Verwechslung
Die Art ist sehr vielgestaltig, darüber hinaus ist die Verwechslung mit anderen Ampfer- oder Knötericharten möglich.

Abb. 64. Wiesen-Sauerampfer (*Rumex acetosa* L.). Blühender Sauerampfer

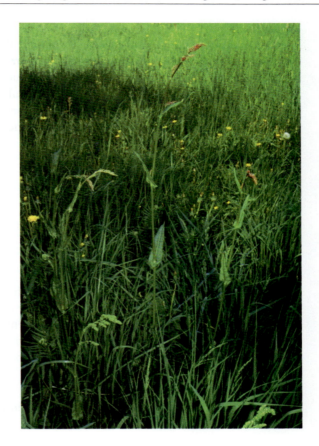

Giftigkeit
Besonders in den Blättern, aber auch in den übrigen Pflanzenteilen ist reichlich Kaliumoxalat enthalten. Die üblicherweise für Speisen verwandten Mengen der Blätter sind unproblematisch.

Symptome
Nach exzessivem Genuß von frischen, rohen Sauerampferblättern kann es besonders bei Kindern zu Oxalatvergiftungen kommen. Einige Vergiftungen verliefen tödlich. Beobachtet wurden heftige Gastroenteritiden mit blutigen Diarrhoen, Hypokalzämie mit tetanischen Krämpfen und als schwerste Komplikation Nierenversagen.

Therapie
Primäre Elimination der Pflanzenreste. Reichliche Flüssigkeitszufuhr und Diuresesteigerung. Nach Ingestion von sehr großen Mengen Sauerampfers ist die Magenspülung mit 10%iger Calciumglukonatlösung zu empfehlen, um schwerlösliches, nicht mehr resorbierbares Calciumoxalat zu bilden. Bei Hypokalzämie parenterale Calciumsubstitution.

Weitere oxalsäurereiche Gemüse sind Spinat und Rhabarber.

Jakobs-Kreuzkraut (*Senecio jakobaea* L.) und weitere Kreuzkrautarten

Familie
Korbblütengewächse (*Asteraceae*)

Kurzbeschreibung
Bis zu 1,2 m hohes, aufrecht wachsendes, mehrjähriges Kraut, im oberen Teil verzweigt. Der Stengel ist reich beblättert, die Blätter sind gelappt bis gefiedert. Der Blütenstand mit zahlreichen Blütenköpfen ist traubig bis doldig. Blütenköpfe symmetrisch, mit zungenförmigen Randblüten und röhrenförmigen zentralen Blüten, Blütenfarbe gelb, Blüte im Spätsommer.

Vorkommen
Weit verbreitet, z. B. an Wegrändern, auf trockenen Wiesen und an Waldsäumen.

Verwechslung
Zahlreiche weitere Arten der Gattung und verwandter Gattungen sind durch Laien nicht sicher abzutrennen.

Giftigkeit
In den Kreuzkrautarten sind giftige Alkaloide enthalten. Beim Menschen sind Kreuzkrautvergiftungen in der Regel durch offizinellen Gebrauch aufgetreten, z. B. durch Genuß von sogenanntem Antidiabetestee, der zu venookklusiver Erkrankung der Leber führte. Eine potentielle Vergiftungsquelle ist Honig aus Kreuzkräutern. Beim Vieh sind akute Intoxikationen mit heftigen Krämpfen und Durchfällen beschrieben worden.

Im Vordergrund stehen die Langzeitschäden z.B. durch offizinelle Mixturen, die zu chronischen Lebererkrankungen führen können.

Abb. 65. Sumpf-Kreuzkraut (*Senecio paludosus* L.). Blühendes Sumpf-Kreuzkraut

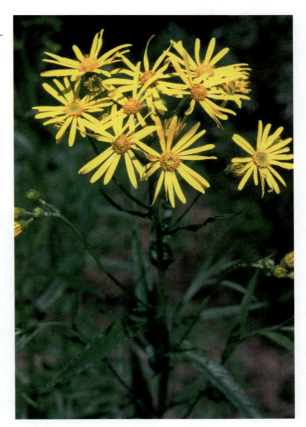

Zu den Korbblütlern gehört auch Arnika (*Arnica montana*), deren Extrakte in Kosmetika und homöopathischen Medikamenten verwandt werden. Sie können bei innerlicher Anwendung auch zu Intoxikationen führen.

Gift-Lattich (*Lactuca virosa* L.)

Familie
Korbblütengewächse (*Asteraceae*)

Kurzbeschreibung
Bis zu 1,5 m hohes, aufrecht wachsendes, 1- bis 2jähriges Kraut mit ungeteilten, gezähnten bis tief fiederförmig gelappten Blättern mit Bestachelung des Blattrandes und der Unterseite der Mittelrippe. Blattgrund meist mit seitlichen Öhrchen stengelumfassend. Blätter häufig kompaßartig in nur

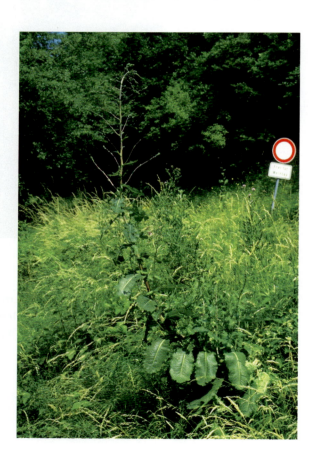

Abb. 66. Gift-Lattich (*Lactuca virosa* L.). Blühender Giftlattich

einer Ebene stehend. Endständiger, langgestreckter, schmal pyramidenförmiger Blütenstand mit zahlreichen schmalen, meist kaum geöffneten Blütenköpfchen mit hellgelben Blüten. Die ganze Pflanze enthält einen weißlichen, beim Trocknen braun werdenden Milchsaft.

Vorkommen
An Straßenrändern, auf Schutt, meist an warmen Standorten.

Verwechslung
Sehr ähnlich ist der v. a. in Siedlungsgebieten weitaus häufigere Kompaßlattich (*L. serriola*), der eine geringere Höhe erreicht. Die Blätter des Gift-Lattichs besitzen meist einen umgekehrt eiförmigen Umriß mit sehr breiten Endlappen, während der Kompaßlattich einen schmalen, zugespitzen Endabschnitt der Blätter besitzt. Möglich ist die Verwechslung des Gift-Lattichs mit einem Gartensalat (*L. sativa*), wenn er im zweiten Jahr schießt, d. h. den aufrechten Blütenstand bildet. Im Gegensatz zum Gift-Lattich fehlen dem Salat die Blattdornen. Häufige Gartenunkräuter sind die Gänsedisteln (*Sochus spec.*) mit ebenfalls dornigen Blättern. Sie besitzen deutlich größere, gelbe Blütenköpfe als der Gift-Lattich.

Giftigkeit
Der Milchsaft enthält die bitter schmeckenden Sesquiterpenlactone Lactucin und Lactupicrin. Früher wurde der getrocknete Milchsaft als Sedativum Lactucarium verwandt und der Gift-Lattich vereinzelt angebaut. Die Gifte sind in geringer Konzentration in anderen Arten aus der Familie enthalten, z. B. im Löwenzahn (*Taraxacum officinale*).

Vergiftungen beim Menschen sind sehr unwahrscheinlich, da die Pflanze durch ihre Bedornung für den Verzehr unattraktiv ist.

Wolfsmilcharten (*Euphorbia spec.*)

Familie
Wolfsmilchgewächse (*Euphorbiaceae*)

Kurzbeschreibung
Sehr artenreiche Gattung mit milchsafthaltigen Kräutern und kleinen Sträuchern. Alle einheimischen Arten sind Kräuter mit meist zahlreichen, wechselständigen, länglich eiförmigen Blättern, die unterhalb des endstän-

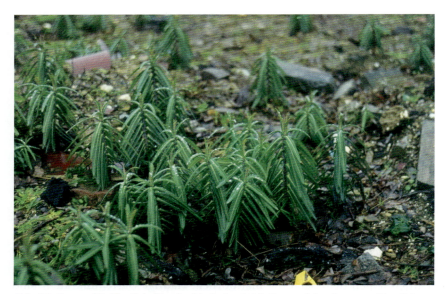

Abb. 67. Garten-Wolfsmilch (*Euphorbia lathyris* L.). Bestand der Gartenwolfsmilch

digen, doldenartigen Blütenstands einen Quirl bilden. Der Blütenstand ist meist doldenartig und endständig mit zahlreichen Doldenstrahlen; bei kleinen, niederliegenden Arten sind die Blütenstände auch seitlich blattachselständig. Die unscheinbaren Blüten werden von 2 getrennten oder an der Basis verwachsenen Hochblättern umgeben, die durch ihre gelbe, grüne oder rötliche Farbe Blütenblätter vortäuschen. Die Früchte der Wolfsmilch sind 3fächerige Kapseln mit je 3 glatten Samen. Die gesamte Pflanze enthält einen weißen Milchsaft, der beim Abreißen von Pflanzenteilen tropfenförmig austritt.

Vorkommen und Verwechslung
In Gärten und auf Schutt wächst häufig die kräftige Spring- oder Kreuzblättrige Wolfsmilch (*E. lathyrus*) mit 4 sich streng kreuzweise gegenüberstehenden Blattreihen. Die Art kommt nur selten zur Blüte.

Zur Gattung Wolfsmilch (*Euphorbia*) gehören auch die beliebten Zimmerpflanzen Weihnachtsstern oder Poinsettie (*E. pulcherrima*), bei der die unterhalb der unscheinbaren Blüten stehenden Laubblätter durch lebhaft rote oder weiße Farbe Blütenblätter vortäuschen, und der dornige Christusdorn (*Euphorbia milii*). Zur Familie der Wolfsmilchgewächse gehören die Croton-Pflanze oder der Wunderbaum (*Codiaeum variegatum*) mit gelbgrün bis rot gemusterten Blättern und einem farblosen Milchsaft, daneben weitere, z. T. dickblättrige, den Kakteen ähnliche Arten, die als Zimmerpflanzen kultiviert werden und in südlichen Urlaubsgebieten zu erwarten sind. Toxikologisch sind sie vermutlich ähnlich wie die einheimischen Arten einzuordnen.

Giftigkeit und Symptome
Der Milchsaft sämtlicher Wolfsmilcharten führt, wenn er ins Auge gerät, zu einer außerordentlich heftigen und schmerzhaften Konjunktivitis, Keratitis und Iritis. Bei Beteiligung der vorderen Kammer ist nach gründlicher Spülung eine Therapie mit lokalen Antibiotika, Steroiden und Mydriatika notwendig. Die Prognose der Entzündungen gilt bei rechtzeitiger Behandlung als günstig.

Der Milchsaft vieler Wolfsmilcharten besitzt (abhängig von der Jahreszeit) eine haut- und schleimhautreizende Wirkung; er kann zu schweren bullösen bis nekrotisierenden Dermatitiden führen, z. B. bei Gärtnern. Eine rechtzeitige und gründliche Hautreinigung ist in solchen Fällen die wichtigste Maßnahme.

Der Milchsaft ist auch bei innerer Aufnahme giftig, z. T. konnten als giftige Substanzen toxische Diterpene identifiziert werden.

Resorptive Vergiftungen mit der Symptomatik einer schweren Gastroenteritis sind selten. In einzelnen, schweren Fällen kam es zur Entwicklung eines Komas und zum Tod.

Kermesbeere (*Phytolacca americana* L. und *P. esculenta* Van Houtte)

Familie
Kermesbeerengewächse (*Phytolaccaceae*)

Kurzbeschreibung
Bis zu 2,5 m hohe mehrjährige, aufrechte Stauden, oberwärts reichlich verzweigt. Blätter ungeteilt, eiförmig mit kurzer Spitze und glattem Blattrand, bis zu 25 cm lang, mit kurzen Blattstielen. Blüten in zahlreichen, sehr vielblütigen, blattachselständigen Blütentrauben, Blütenfarbe weißgrün. Früchte (Kermesbeeren) dunkelrot bis schwarz, beerenartig. Die 8 Teil-

Abb. 68. Kermesbeere (*Phytolacca americana* L.). Reifer, herabhängender Fruchtstand

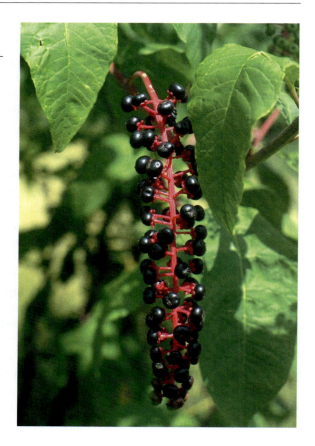

früchte sind bei *P. esculenta* auch reif noch getrennt, bei *P. americana* sind die 10 Teilfrüchte zu einer Frucht verschmolzen. Jede Teilfrucht enthält einen Samen, der Fruchtsaft ist purpurrot. Bei Reife verfärbt sich auch die Achse des traubigen Fruchtstandes rot. Die Fruchttrauben stehen bei *P. esculenta* aufrecht, bei *P. americana* sind sie herabhängend. Die Wurzel ist rübenartig und sehr tief.

Vorkommen
In den wärmeren Gebieten innerhalb der Städte und siedlungsnahen Wälder und Brachflächen zerstreut vorkommend.

Früher wurden die Arten v. a. in den Weinbaugebieten zum Weinfärben kultiviert.

Giftigkeit
Vor allem in den Samen und in der Wurzel wurden giftige Triterpensaponine nachgewiesen. Außerdem liegt ein mitogenes Lektin vor, das für die experimentelle Immunologie als sogenannten Pokeweed-Mitogen zur Lymphozytenproliferation Bedeutung gewonnen hat. Welche Rolle diese Substanzen für die Toxizität beim Menschen haben, ist ungeklärt. In Nordamerika, wo Kermesbeeren häufiger sind und außerdem in der Volksmedizin gebräuchlich sind, kommt es regelmäßig zu Vergiftungen.

Symptome
Bis zu 10 Beeren werden von Erwachsenen in der Regel ohne Symptomatik toleriert. Bei Verzehr von mehr Früchten oder bei Verwechslung der Wurzel mit Gemüsewurzeln kann es zu Schweißausbrüchen, Gastroenteritis mit Erbrechen und Diarrhoen kommen.

Flammendes Käthchen (*Kalanchoe blossfeldiana* v. Poelln.)

Familie
Dickblattgewächse (*Crassulaceae*)

Kurzbeschreibung
Beliebte Zimmerpflanze, mit rosettenartigen, am Grunde stehenden, ungeteilten, verdickten, glänzend grünen Blättern mit unregelmäßig gekerbtem Blattrand. Blüten in aufrechten, verzweigten, deutlich über die Blätter hinausgehobenen Blütenständen, Blütenfarbe rot oder gelb.

Vorkommen
Häufige Zimmerpflanze, Herkunft Südafrika.

Giftigkeit und Symptome
In der gesamten Pflanze sind Bufadienolide enthalten, die neurotoxisch und kardiotoxisch sind. Bei Weidevieh in Südafrika führt der chronische Verzehr bufadienolidhaltiger Pflanzen zum Krankheitsbild Krimpsiekte oder Cotyledonosis mit Muskelkrämpfen, die u. a. zu einem Torticollis führen können.
Über schwere Intoxikation des Menschen liegen keine Angaben vor.

Therapie

Man sollte jedoch nach dem Verzehr einer größeren Menge der Pflanzen vorsichtshalber eine primäre Giftelimination durchführen. Weitere Gattungen aus der gleichen Familie enthalten ähnliche Verbindungen, z. B. Cotyledon und Tylecodon.

Weitere sukkulente Zimmerpflanzen mit nachgewiesenem Giftgehalt sind der alkaloidhaltige Kugelkaktus (*Lophophora williamsii*) und die glykosidhaltige Königin der Nacht (*Selenicereus grandiflorus*).

Narzissen (*Narcissus pseudonarcissus* L.)

Familie
Amaryllisgewächse (*Amaryllidaceae*)

Zwiebeln der Narzissen können durch Verwechslung mit Küchenzwiebeln zu Intoxikationen führen. Von allen zwiebelbildenden Frühjahrsblumen der Gärten besitzen die Zwiebeln der Narzissen die größte Ähnlichkeit mit Küchenzwiebeln (Abb. S. 201).

Die Farbe der äußeren Schale ist wie bei der Küchenzwiebel hellbraun, während Tulpen- oder Hyazynthenzwiebeln eine locker anliegende dunkelbraune bis schwarze äußere Schale besitzen. Der fehlende Lauchgeruch der Narzissen ist ein wichtiger Unterscheidungshinweis, darüber hinaus schließen die äußeren Hüllen nicht wie bei der Küchenzwiebel kapuzenförmig ab, sondern gehen in einen kräftigen, stammartigen Schaft über.

Giftigkeit und Symptome

Die Zwiebeln, aber auch die übrigen Organe der Pflanzen enthalten toxische Alkaloide, u. a. Lycorin und Galanthamin, die eine Hemmung der Cholinesterase bewirken und so zu Speichelfluß, Erbrechen und Diarrhoe führen. Die Aufnahme größerer Mengen kann zu komatösen Zustanden führen.

Die Zwiebeln anderer Narzissenarten, der Schneeglöckchen (*Galanthus spec.*) und des Märzenbechers (*Leucojum vernum*) sind toxikologisch ähnlich einzuordnen.

Zur gleichen Familie gehört die Klivie (oder Riemenblatt) (*Clivia miniata*) (Abb. S. 201), die als Zimmerpflanze weit verbreitet ist. Sie enthält ähnliche Alkaloide in den Blättern und der Halbzwiebel und könnte zu Intoxikationen bei Kindern führen, die von den saftig grünen, großen,

Pflanzen mit geringem bis mittelschwerem Giftgehalt (Kategorie II)

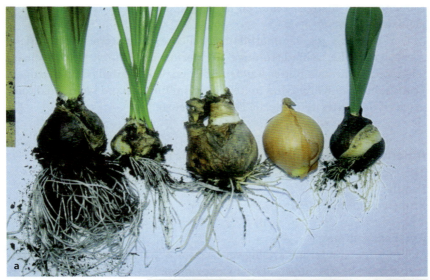

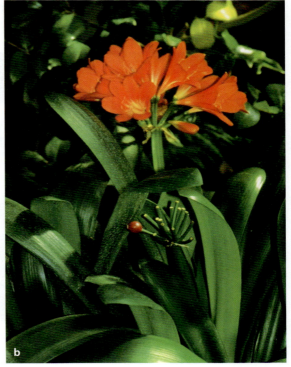

Abb. 69. a Zwiebeln, von links nach rechts, Hyacynthe, Traubenhyacynthe, Narzisse, Küchenzwiebel, Tulpe **b** Klivie, Riemenblatt (*Clivia miniata* Regel)

riemenartigen Blättern gegessen haben, die grundständig, zweizeilig der Halbzwiebel entspringen.

Der ebenfalls als Zimmerpflanze beliebte Ritterstern (*Hippeastrum spec.*) hat große, sehr dekorative trichterförmige Blüten, die an einem langen, schaftartigen Blütenstandstiel stehen. Die ebenfalls riemenartigen, grundständigen Blätter sind in Relation zum Blütenstand klein. Toxikologisch ist der Ritterstern wie die Klivie zu beurteilen.

Alpenveilchen (*Cyclamen purpurascens* Mill.)

Familie
Primelgewächse (*Primulaceae*)

Kurzbeschreibung
Mehrjährige Kräuter mit knollig verdicktem Wurzelstock, aus dessen breiter Basis die herzförmigen Blätter entspringen. Der obere Anteil des Wurzelstocks meist scheibenartig freiliegend. Blüten groß, mit fünf roten, zurückgebogenen Blütenblättern.

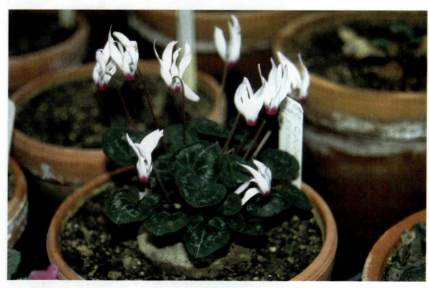

Abb. 70. Alpenveilchen (*Cyclamen spec.*). Zier-Alpenveilchen mit gut erkennbarer, aus der Erde herausragender Wurzelknolle

Giftigkeit und Symptome
Durch den hohen Saponingehalt besitzt die Wurzelknolle haut- und schleimhautreizende Wirkung und kann bei innerer Aufnahme zu gastrointestinalen Beschwerden führen.

Pflanzen mit geringem oder fehlendem Giftgehalt (Kategorie III)

Die Pflanzen und besonders ihre auffälligen Früchte werden häufig konsumiert und führen daher zu Beratungsfällen.

Hier erfolgen sehr knappe Beschreibungen und Hinweise auf Verwechslungsmöglichkeiten. Einige der hier besprochenen Arten werden als Verwechslungskandidaten von Pflanzen größerer Toxizität unter I und II genannt.

Essigbaum (*Rhus typhina* L.)

Familie
Sumachgewächse (*Anacardiaceae*)

Kurzbeschreibung
Sparriger, von der Basis her reichverzweigter Baum oder Strauch mit unpaarig gefiederten Blättern. Blüten bzw. Früchte in dichten kolbenarti-

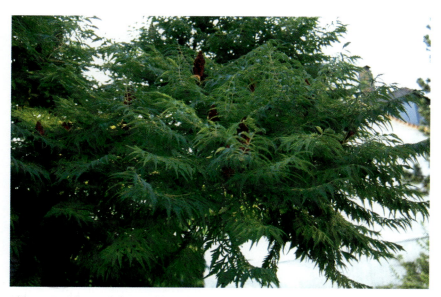

Abb. 71. Essigbaum (*Rhus typhina* L.).

gen, endständigen Blüten- bzw. Fruchtständen. Blätter wintergrün, im Herbst sich rot verfärbend. Junge Zweige filzig behaart.

Giftigkeit und Symptome
Entgegen allgemeiner Einschätzung ist der Essigbaum ungiftig. Er steht lediglich in naher Verwandtschaft zu den in Nordamerika gefürchteten Arten Poison-Ivy (*Rhus radicans*) und Poison Sumach (*Rhus vernix*), die dreizählige bzw. ebenfalls unpaarig gefiederte Blätter tragen. Diese Sträucher enthalten hochallergene Substanzen, die nach Hautkontakt zu einer schweren allergischen Dermatitis führen können. Wegen dieser Gefahr werden die Arten in Europa nicht gepflanzt.

Der ebenfalls zur Familie der Sumachgewächse gehörende Perückenstrauch (*Cotinus coggygria*) mit ungeteilten, umgekehrt eiförmigen Blättern und locker rispigen Blütenständen ist wie der Essigbaum harmlos.

Bocksdorn, Teufelszwirn (*Lycium barbarum* L.)

Familie
Nachtschattengewächse (*Solanaceae*)

Kurzbeschreibung
Bis zu 3 m hoher Strauch mit lang überhängenden, rutenförmigen und dornigen Zweigen. Blätter sommergrün, schmal eiförmig, allmählich in den Stiel verschmälert. Blüten zu 1 bis 5 gruppiert, die rote Blütenkrone regelmäßig 5teilig, Kelch 2lippig. Früchte 1 bis 5, blattachselständig, kurzgestielt, nach unten hängend, eiförmig, reif leuchtend rot, süßlich schmeckend. Der 2lippige Kelch haftet schuppenförmig am Grunde der meist zweikernigen Frucht.

Vorkommen
Innerhalb der Städte häufig gepflanzt. z. B. an Straßenböschungen.

Verwechslung
Verwechslungen mit roten Früchten windender Pflanzen an ähnlichen Standorten sind möglich. Die Bedornung des Bocksdorns kann sehr spärlich sein und auf langen Sproßabschnitten fehlen. Verwechslungen mit den krautigen Arten Bittersüßer Nachtschatten (*Solanum dulcamara*) und Zaunrübe (*Bryonia dioica*) sind möglich. Unter den Holzgewächsen ist eine

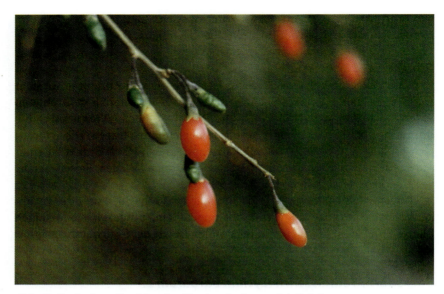

Abb. 72. Bocksdorn, Teufelszwirn (*Lycium barbarum* L.). Früchte

Verwechslung am ehesten mit den ebenfalls eiförmigen Früchten der dornigen Berberitzen-Arten denkbar. Deren Zweige stehen aber aufrecht, die Blätter sind dornig und der Blattstiel ist von zahlreichen Dornen umgeben.

Giftigkeit
Es ist umstritten, ob in den Früchten des Bocksdorns relevante Gifte enthalten sind. Die Früchte werden z. T. als eßbar angesehen. Daher sollte man beim Verzehr geringer Mengen (10) auf alle weiteren Maßnahmen verzichten. Berichte aus dem 19. Jahrhundert weisen auf den Nachweis größerer Konzentrationen von mydriatisch wirksamen Tropanalkaloiden hin. Diese Angaben konnten in späteren Untersuchungen nicht bestätigt werden.

Giftbeere, Peru-Apfel (*Nicandra physalodes* L. Gaertn.)

Familie
Nachtschattengewächse (*Solanaceae*)

Kurzbeschreibung
Einjähriges Kraut mit wechselständigen, eiförmigen bis lanzettförmigen, grobgezähnten Blättern. Blüten einzeln, lila oder blau, Kelchblätter sehr groß, gekielt, sich an der Frucht auffällig vergrößernd. Frucht eine kirschgroße, runde, braungefleckte Beere mit festem Fruchtfleisch und zahlreichen hellen Samen.

Vorkommen
Aus Südamerika eingeführte häufige Zierpflanze, bisweilen verwildernd.

Verwechslung
Verwechslung mit der Judenkirsche (*Physalis alkekengi*) möglich.

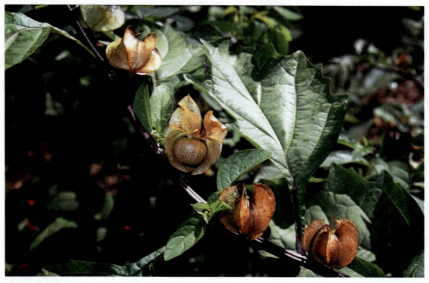

Abb. 73. Giftbeere, Peru-Apfel (*Nicandra physalodes* L. Gaertn.). Pflanze mit Beeren, die im Fruchtkelch eingeschlossen sind. Eine Beere ist freigelegt

Giftigkeit

Trotz des irreführenden Namens sind beim Menschen keine Vergiftungen bekannt geworden. In den Wurzeln wurden allerdings Pyrrolizidinalkaloide nachgewiesen.

Judenkirsche (*Physalis alkekengi* L.)

Familie
Nachtschattengewächse (*Solanaceae*)

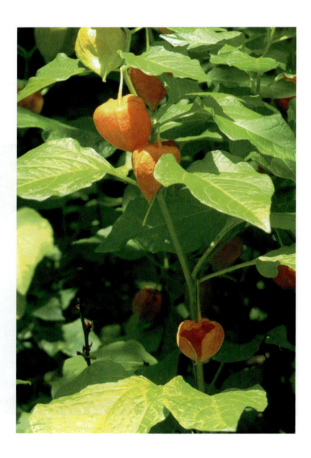

Abb. 74. Judenkirsche (*Physalis alkekengi* L.). Fruchtkelch mit eingeschlossener Beere

Kurzbeschreibung
Aufrechtes, bis 1 m hohes, oberwärts wenig verzweigtes, mehrjähriges Kraut. Blätter häufig zu 2 bis 3 quirlförmig, ungeteilt, breit eiförmig, zugespitzt, deutlich gestielt. Blüten einzeln zwischen den Blättern, nach unten hängend, Blütenfarbe schmutzigweiß. Bei Fruchtreife im Spätsommer wird die kirschgroße, rote, mit zahlreichen weißen Samen gefüllte Beere durch den vergrößerten, rotgefärbten Kelch vollständig, einer Laterne ähnlich, umschlossen.

Vorkommen
Überwiegend in Gartengelände als Zierpflanze, aber auch in Auenwäldern und auf Schutt.

Verwechslung
Unter den im Gebiet zu erwartenden Pflanzen ist der rote, lampionartige Fruchtkelch der Judenkirsche unverwechselbar. Einen ebenfalls deutlich vergrößerten und außerdem gekielten Fruchtkelch von hellblauer Farbe besitzt die Giftbeere (*Nicandra physalodes*).

Giftigkeit
Ähnlich der Giftbeere (*Nicandra physalodes*) sind die reifen Früchte wohl ungiftig. Die gesamte Pflanze, besonders die Blätter enthalten Bitterstoffe (sog. Physaline).
    Die Früchte waren noch in diesem Jahrhundert in Frankreich offizinell.

Allgemeines:
Holunder (*Sambucus spec.*)

Die Beeren der Holunderarten (*Sambucus spec.*) werden in ländlichen Regionen gerne zur Zubereitung von Gelee oder Saft oder von pflanzlichen Arzneien gesammelt. Bei Genuß großer Mengen, v. a. der rohen Beeren kann es zu gastrointestinalen Reizerscheinungen kommen. Drei Holunderarten, zwei mit schwarzen Früchten, eine mit roten Früchten sind einheimisch.

Schwarzer Holunder (*Sambucus nigra* L.)

Familie
Geißblattgewächse (*Caprifoliaceae*)

Kurzbeschreibung
Strauch von bis zu 8 m Höhe mit unpaarig gefiederten Blättern. Die weißen Blüten stehen in reichblütigen, flachen, doldenartigen Blütenständen. Die Früchte sind graupengroß, reif schwarz, mit etwa drei Kernen. Fruchtstände endständig an den Zweigen, hängend.

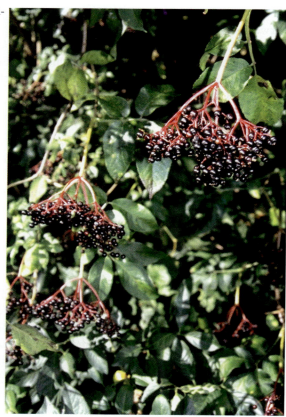

Abb. 75. Schwarzer Holunder (*Sambucus nigra* L.). Herabhängende reife Fruchtstände

Vorkommen
Kommt häufig in Hecken und Gebüschen vor.

Giftigkeit
Unbekannte Substanzen in Blättern, Rinde und den unreifen Früchten, die zu gastrointestinalen Reizerscheinungen nach Genuß großer Mengen von Früchten oder Saft führen. In geringen Mengen wurden Glykoside (Sambucin), ätherische Öle, und Gerbstoffe nachgewiesen.

Zwergholunder, Attich, Holler
(*Sambucus ebulus* L.)

Familie
Geißblattgewächse (*Caprifoliaceae*)

Kurzbeschreibung
Aufrechte, bis ca. 1,5 m hohe Staude mit großen, unpaarig gefiederten Blättern. Blüten in aufrechten, flachen, doldenartigen reichblütigen Blü-

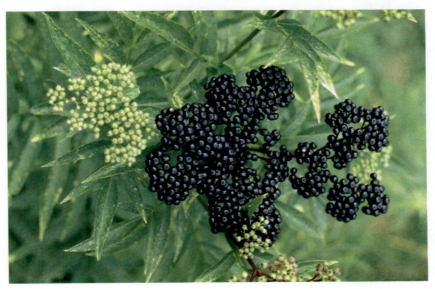

Abb. 76. Zwergholunder, Holler, Attich (*Sambucus ebulus* L.). Endständiger Fruchtstand

tenständen, weiß bis rötlich. Früchte graupengroß, reif glänzend schwarz, beerenartig mit meist drei Kernen. Fruchtstände aufrecht, nicht überhängend.

Vorkommen
Zerstreut auf Kahlschlägen, in Hecken, an Ufern, meist in großen Gruppen.

Giftigkeit
Nicht näher bekannte Bitterstoffe und weitere Substanzen, die nach Genuß vieler Früchte zu gastrointestinalen Reizerscheinungen führen können.

Traubenholunder, Roter Holunder (*Sambucus racemosa* L.)

Familie
Geißblattgewächse (*Caprifoliaceae*)

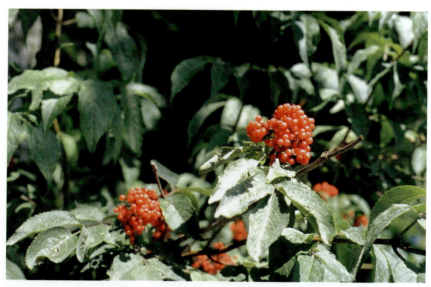

Abb. 77. Trauben-Holunder, Roter Holunder (*Sambucus racemosa* L.). Fruchtstände

Kurzbeschreibung
3 bis 4 m hoher Strauch mit großen, unpaarig gefiederten Blätter (aus 5 bis 7 Blättchen zusammengesetzt). Blüten gelblichweiß, in vielbütigen, kugelig eiförmigen Blütenständen. Früchte klein, etwa pfefferkorngroß, reif leuchtend rot. Kerne (1 bis 2) die Steinfrucht fast völlig ausfüllend.

Vorkommen
Häufig in Wäldern, Hecken, auf Kahlschlägen.

Verwechslung
Charakteristisch ist der sehr dichte Fruchtstand mit sehr kleinen Einzelfrüchten.

Giftigkeit
Besonders in den Samen befindet sich ein stark schleimhautreizender Wirkstoff, der bei Genuß der Früchte zu gastrointestinalen Reizerscheinungen führen kann.

Weiße Schneebeere, Knallerbse (*Symphoricarpus albus* S. F. Blake)

Familie
Geißblattgewächse (*Caprifoliaceae*)

Kurzbeschreibung
Bis etwa 2 m hoher Strauch mit dünnen, rutenförmigen Zweigen. Blätter ungeteilt, z. T. auch an der Basis gelappt, eiförmig, mit glattem Rand, sich gegenüberstehend. Unscheinbare, glockenförmige, weißrötliche Blüten in mehrblütigen, traubenförmigen Blütenständen, die sich in den Blattachseln gegenüberstehen. Früchte große, weiße bis schmutzigweiße, weiche, bis etwa kirschgroße Beeren, mit hellem, faserigem Fruchtfleisch. Die Beeren verbleiben im Winter an den kahlen Zweigen. Wenn die Beeren mit Schwung geworfen werden, platzen sie beim Anprall mit leisem Knall.

Vorkommen
Häufig gepflanzter Strauch, z. B. als Hecke und verwildernd auf vernachlässigten Grundstücken.

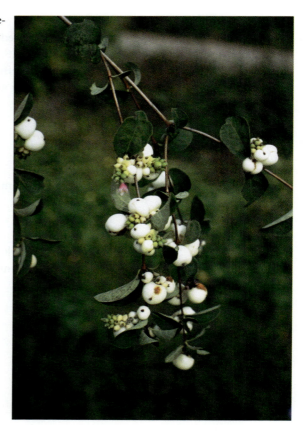

Abb. 78. Weiße Schneebeere, Knallerbse (*Symphoricarpus albus* S. F. Blake). Zweig mit Früchten

Verwechslung
Eine Verwechslung mit der eng verwandten Korallenbeere ist möglich. Die Korallenbeere trägt kleinere, rötliche Beeren.

Giftigkeit
Die Giftigkeit der Pflanze ist umstritten. Die weißen Beeren werden häufig von Kindern verzehrt. Sie sollen ein Saponin und weitere, noch nicht bekannte Giftstoffe enthalten. Die Aufnahme von 3 bis 4 Beeren führt in der Regel zu keinerlei Symptomen.

Korallenbeere (*Symphoricarpus orbiculatus* Moench)

Familie
Geißblattgewächse (*Caprifoliaceae*)

Kurzbeschreibung
Bis zu 1 m hoher Strauch mit dünnen, rutenförmigen, z. T. niederliegenden Zweigen, an denen sich die kleinen, eiförmigen Blättchen gegenüberstehen. Die mehrblütigen, traubigen Blütenstände mit unscheinbaren, glockenförmigen Blüten stehen in den Blattachseln, überwiegend am Ende der Zweige. Die weichen, erbsengroßen Beeren sind weiß bis purpurrot.

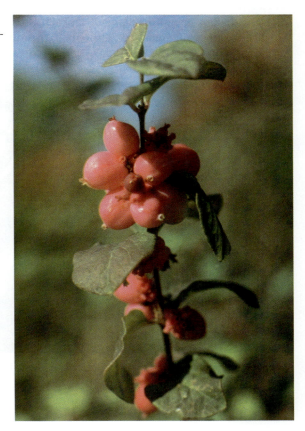

Abb. 79. Korallenbeere (*Symphoricarpus orbiculatus* Moench). Früchte

Vorkommen
Häufig gepflanzter Strauch, v. a. in Parkanlagen.

Giftigkeit
Ist ebenso umstritten wie bei *S. albus*.

Berberitze, Sauerdorn (*Berberis vulgaris* L.)

Familie
Sauerdorngewächse (*Berberidaceae*)

Kurzbeschreibung
Bis zu 3 m hoher, aufrechter Strauch mit zahlreichen, geraden, schlanken, ca. 1 cm langen, meist dreiteiligen Dornen. Blätter sommergrün, gebüschelt, eiförmig mit dornig gezähntem Blattrand. Blüten gelb, in bis zu

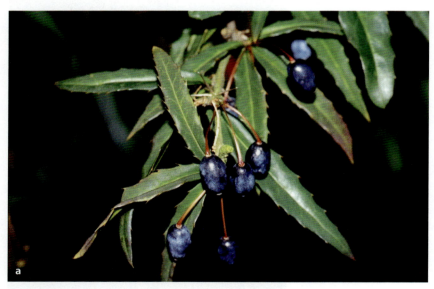

Abb. 80 a. Julianes Berberitze (*Berberis julianae* L.) Reife Früchte.

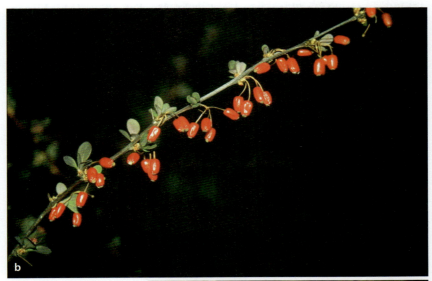

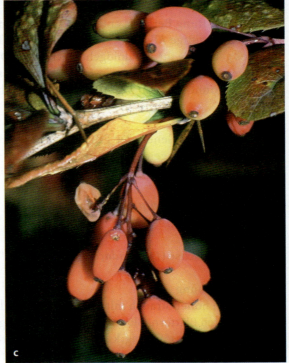

Abb. 80 b, c. **b** Thunbergs Berberitze (*Berberis thunbergii* D.C.). Zweig mit reifen Früchten **c** Berberitze (*Berberis vulgaris* L.). Reife Früchte

15blütigen traubigen Blütenständen. Früchte länglich eiförmig bis birnenförmig, in kurzgestielten, herabhängende Trauben, reif rot, zweisamig, mit säuerlichem Geschmack.

Vorkommen
Häufig an Waldrändern, in Hecken.

Verwechslung
Zahlreiche weitere Berberis-Arten werden kultiviert, darunter Arten mit roten, grünlichen und blauen Früchten. Gemeinsam sind den Arten die reichliche Bedornung und die ei- oder birnenförmigen Früchte. Besonders häufig werden die kleine Thunbergs Berberitze (*B. thunbergii*) (Abb. S. 217) mit kleinen, umgekehrt eiförmigen, unbedornten und meist roten Blättern und roten Beeren und Julianes Berberitze (*B. julianae*) (Abb. S. 216) mit größeren, dornig berandeten, immergrünen Blättern und blauen Beeren in Gärten gepflanzt.

Giftigkeit
Arten der Gattung Berberis enthalten in den Samen und vor allem in der Wurzelrinde giftige Alkaloide. Die einheimische Berberitze kann wohl als harmlos gelten, da ihr Alkaloidgehalt gering ist. Die reifen Früchte werden sogar wegen ihres hohe Vitamin-C-Gehalts gegessen. In einigen kultivierten Arten konnte ein höherer Alkaloidgehalt nachgewiesen werden.

Symptomatik
Nach reichlichem Genuß der Früchte der Berberitze traten gastrointestinale Reizerscheinungen auf.

Mahonie (*Mahonia aquifolium* Nutt.)

Familie
Sauerdorngewächse (*Berberidaceae*)

Kurzbeschreibung
Bis etwa 1 m hoher Strauch mit immergrünen, ledrig glänzenden, unpaarig gefiederten Blättern. Blüten gelb, in dichtblütigen, aufrechten Trauben. Früchte kugelig bis eiförmig, kurzgestielt, blau bereift mit 2 bis 5 länglichen Samen und rötlichem, sauer schmeckendem Fruchtfleisch.

Abb. 81. Mahonie (*Mahonia aquifolium* Nutt.). Strauch mit reifen Früchten

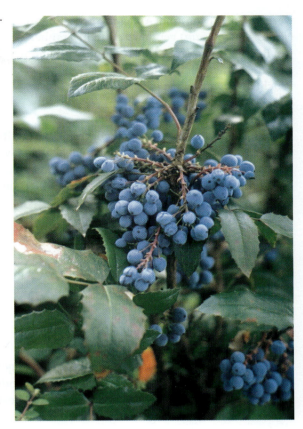

Vorkommen
Aus Nordamerika stammend, hier sehr häufig in Gärten und Anlagen gepflanzt und vereinzelt verwildernd.

Verwechslung
Aufgrund ihrer Farbe und der vergleichbaren Größe können die Beeren von Kindern und Unkundigen mit Blaubeeren (= Heidelbeeren) verwechselt werden, insbesondere mit den z. T. in Gärten gepflanzten Blaubeerarten aus Nordamerika, die höher werden und größere Früchte tragen. Die Beeren der Mahonie können anhand ihrer großen länglichen Samen und der völlig verschiedenen Blätter leicht von Heidelbeeren unterschieden

werden. In Gärten und Anlagen wird außerdem die Blut-Johannisbeere (*Ribes sanguineum*) gepflanzt. Ihre in Trauben herabhängenden, eiförmigen Beeren sind reif ebenfalls blauweiß bereift. Anders als bei der Mahonie sind die Samen klein und rund, das Fruchtfleisch ist gelb, gegenüber des Fruchtstiels verbleiben getrocknete Kelchreste.

Giftigkeit
Die von Kindern gern gegessenen Beeren sind ungiftig. Auch bei Aufnahme größerer Beerenmengen war die beobachtete Symptomatik gering. In Nordamerika werden die Früchte zur Branntweinherstellung benutzt. Aufgrund älterer, nicht bestätigter Angaben sollen die Früchten in geringer Menge Alkaloide enthalten.

Maulbeere
(*Morus nigra* L. und *Morus alba* L.)

Familie
Maulbeergewächse (*Moraceae*)

Kurzbeschreibung
Meist sehr hohe Bäume mit sommergrünen, ungeteilten, z. T. auch tief handförmig gelappten Blättern, die an Linden- oder Pappelblätter erinnern. Fruchtstände einzeln blattachselständig, gestielt, durch ihre dicht traubenartig aneinandergedrängten Einzelfrüchte wie eine einzige Frucht erscheinend, die einer Brombeere oder Himbeere ähnlich ist. Früchte weiß (*M. alba*) oder dunkelpupurfarben (*M. nigra*).

Vorkommen
Meist gepflanzte Bäume, früher wichtig für die Kultur von Seidenraupen.

Verwechslung
Früchte von *M. nigra* können mit Brombeeren verwechselt werden.

Giftigkeit
Die Früchte beider Arten sind ungiftig und eßbar.
   Aus der Familie kommen zahlreiche wichtige Nahrungspflanzen der Tropen. In Mitteleuropa ist die Feige (*Ficus carica* L.) mit ihren birnenförmigen, grünen Früchten der einzige eßbare Vertreter der Familie. Einige

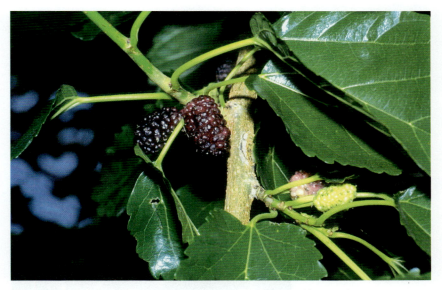

Abb. 82. Schwarze Maulbeere (*Morus nigra* L.). Zweig mit reifen Früchten

tropische Ficus-Arten sind beliebte Zimmerpflanzen, z. B. der Gummibaum (*Ficus elastica*) oder der Benjamini (*Ficus benjamini*). Sie enthalten einen Milchsaft. Nach Ingestion von Pflanzenteilen wurden leichte abdominelle Symptome beobachtet.

Hartriegel (*Cornus spec.*)

Familie
Hartriegelgewächse (*Cornaceae*)

Aus der Gattung Hartriegel (*Cornus spec.*) treten drei strauchförmige Vertreter im Gebiet auf, deren auffällige Früchte aufgrund von Verwechslung verzehrt werden könnten. Die Früchte sind roh ungenießbar, aber ungiftig und sie können zu Säften oder Marmelade verarbeitet werden. Charakteristisch für alle Hartriegelarten ist die bogig parallel verlaufende Blattnervatur der eiförmig zugespitzen Blätter.

Abb. 83. a Roter Hartriegel (*Cornus sanguinea* L.). Reifer Fruchtstand **b** Blutroter Hartriegel (*Cornus sanguinea* L.). Noch unreifer Fruchtstand.

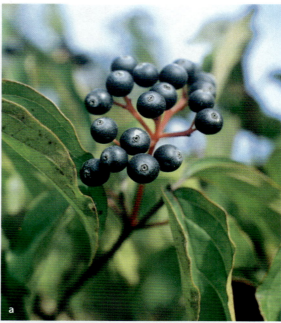
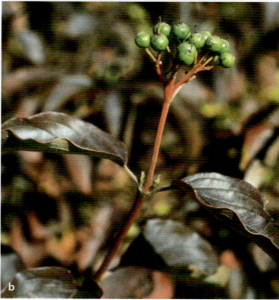

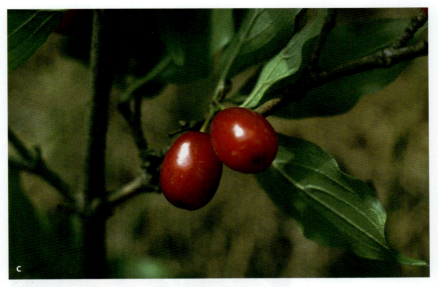

Abb. 83 c. Kornelkirsche (*Cornus mas* L.). Reife Früchte

- **Roter Hartriegel** (*Cornus sanguinea* L.). Häufiger Heckenstrauch mit im Herbst blutrot verfärbtem Laub und etwa linsengroßen, kugeligen, schwarzblauen, einsamigen Beeren in vielfrüchtigen endständigen Fruchtdolden.
- **Kornelkirsche** (*Cornus mas* L.). Häufiger Strauch in Hecken und in Anlagen. Früchte eiförmig, leuchtend rot, bis 1,5 cm lang, mit einem großen Kern, in blattachselständigen Dolden.
- **Weißer Hartriegel** (*Cornus sericea* L.). Strauch in Parkanlagen und Gärten mit einsamigen, kugeligen, erbsengroßen, weißen Beeren in endständigen Fruchtdolden.

Goldblatt (*Aucuba japonica Thunb.*)

Familie
Hartriegelgewächse. Zur gleichen Familie wie der Hartriegel gehört das aus Japan stammende Goldblatt, ein immergrüner Strauch, der häufig in Gärten gepflanzt wird und der auch als Zimmerpflanze beliebt ist. Die großen,

Abb. 84. Goldblatt (*Aucuba japonica* Thunb.). Reifer Fruchtstand

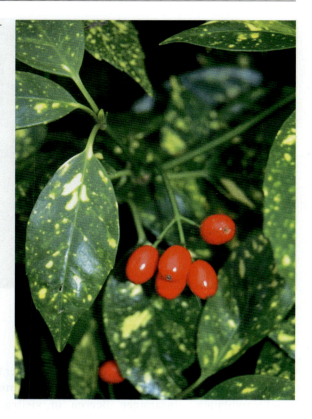

eiförmig zugespitzen Blätter sind gelbgescheckt. Im Winter reifen die eiförmigen, leuchtend roten, haselnußgroßen Früchte mit einem länglichen Kern. Nach Ingestion der Früchte durch Kinder ist vereinzelt Fieber aufgetreten. Darüber hinaus gibt es keine Anhaltspunkte für Giftigkeit.

Jungfernrebe, Wilder Wein (*Parthenocissus spec.*)

Familie
Weinrebengewächse (*Vitaceae*)

Kurzbeschreibung
Kletternde Weinreben mit dreilappigen (*P. tricuspidata*) oder aus fünf Einzelblättchen zusammengesetzten Blättern, die sich im Herbst zur Zeit

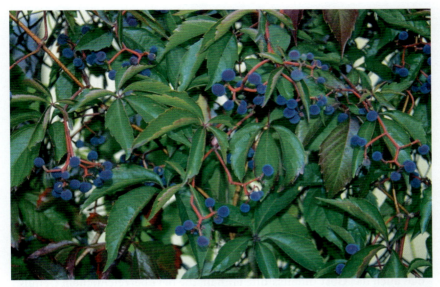

Abb. 85. Fünfblättriger Wilder Wein, Jungfernrebe (*Parthenocissus quinquefolia* (L.) Planch.). Fruchtstand bei beginnender Laubverfärbung

der Fruchtreife auffällig rot verfärben. Die geteilten Ranken haften mit Haftscheiben auf dem Untergrund. Beeren blau, in traubenartigen Fruchtständen, deutlich kleiner als bei der Kulturweintraube.

Vorkommen
Sehr häufig zur Begrünung von Mauern, Häuserwänden gepflanzt, auch verwildernd.

Verwechslung
Die Weintraube (*Vitis vinifera*) besitzt ungeteilte Blätter, Ranken ohne Haftscheiben und deutlich größere Beeren.

Giftigkeit
Einzelnen Berichten aus Nordamerika zufolge ist der Verzehr sehr vieler Beeren aufgrund des relativ hohen Oxalsäuregehalts nicht unbedenklich.

Allgemeines:
Beerenobst

Das in Gärten angebaute Beerenobst ist den meisten vertraut. Die Sorten unterliegen allerdings ständigen züchterischen Veränderungen und man muß darauf gefaßt sein, neuartigen Obstsorten zu begegnen. Einige Beerensorten treten auch wild auf, z. B. die Johannisbeeren, oder sie haben sehr ähnliche wilde Verwandte wie die Walderdbeeren als Verwandte der Gartenerdbeeren.

Neben den meist kleineren und kaum genießbaren Früchten der Wildformen unseres Obsts (z. B. Holzapfel, Holzbirne) verändern auch Nachkömmlinge vernachlässigter Kulturformen ihr Aussehen und werden dem vertrauten Obst immer unähnlicher.

Der Genuß wilden Beerenobsts führt häufig zur Verunsicherung, z. B. wenn nachher Unwohlsein auftritt und die Identität der Pflanzen schließlich in Frage gestellt wird. Nicht vergessen werden sollte dann, daß auch das Obst Inhaltsstoffe enthält, die bei überreichlichem Genuß durchaus zu Symptomen führen können.

Im folgenden werden zu den Obstsorten einige Hinweise gegeben, die Verwechslungen vermeiden helfen sollen.

Johannisbeere (*Ribes spec.*)

Familie
Stachelbeergewächse (*Grossulariaceae*)

Die Rote und Schwarze Johannisbeere (*Ribes rubrum* u. *nigrum*) und die Stachelbeere (*R. uva-crispa*) sind häufig gepflanzte Sträucher, die auch wild in Wäldern vorkommen. Die Rote Johannisbeere kann weiße statt rote Beeren tragen.

Die Alpen-Johannisbeere (*Ribes alpinum*) wird als Zierstrauch und nicht als Obst gepflanzt. Die in aufrechten Trauben (Gegensatz zu den anderen Johannisbeeren) stehenden scharlachroten Beeren schmecken fade.

Als Ziersträucher werden daneben die Blut-Johannisbeere und die Gold-Johannisbeere mit blauen bzw. schwarzen Beeren gepflanzt. Die Beeren dieser Arten gelten als ungiftig.

Abb. 86. a Verwechslung: Alpen-Johannisbeere (*Ribes alpinum* L.). Reife Früchte **b** Verwechslung: Blut-Johannisbeere (*Ribes sanguineum* Pursh).
Reife Früchte

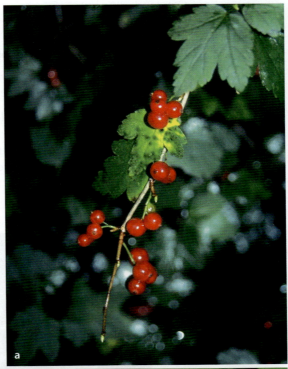
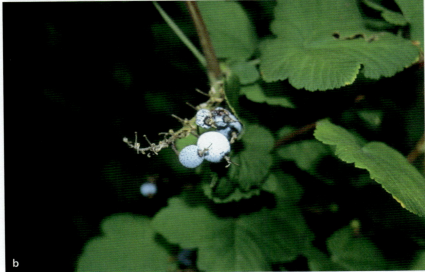

Brombeere und Himbeere (*Rubus spec.*)

Familie
Rosengewächse (*Rosaceae*)

Obwohl Brombeeren allgemein bekannt sind, wird die Mannigfaltigkeit der Formen unterschätzt und kann zu Unsicherheit führen.

- Nicht alle Brombeeren sind bestachelt, dornenlose Züchtungen sind in Gärten nicht selten.
- Bestimmte Brombeerarten, z. B. die in Norddeutschland vorkommende Moltebeere (*Rubus chamaemorus*), haben ungeteilte, gelappte Blätter. Die meisten Arten besitzen gefiederte Blätter.

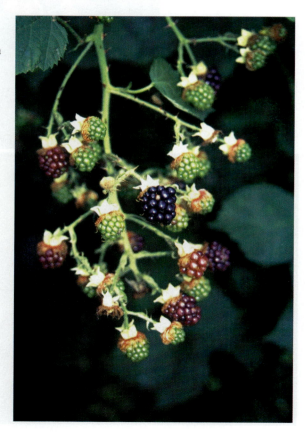

Abb. 87. Brombeere (*Rubus fruticosus* L.). Fruchtstand mit unreifen und reifen Beeren

- Rote Sammelfrüchte wie bei der Himbeere sind auch an anderen Arten zu finden, z. B. an der Moltebeere, an der Japanischen Weinbeere (*R. phoeniculasius*) und an der Steinbeere (*R. saxatilis*).
- Die Menge und die Größe der Einzelfrüchte innerhalb der Sammelfrüchte sind von Art zu Art sehr verschieden. Genauso unterschiedlich können Geschmack und Farbe der Beeren sein.

Die sehr häufige Kratzbeere (*R. caesius*) trägt hellblau bereifte Beeren mit fadem Geschmack.

Alle Arten der Gattung Rubus sind ungiftig.

Erdbeere (*Fragaria spec.*)

Familie
Rosengewächse (*Rosaceae*)

Die Früchte der wilden Erdbeeren gleichen kleinen Kulturerdbeeren. Wie bei der Kulturerdbeere sind die Blätter dreizählig. Die weißen Blütenblätter sind an den noch nicht ganz reifen Beeren noch erkennbar.

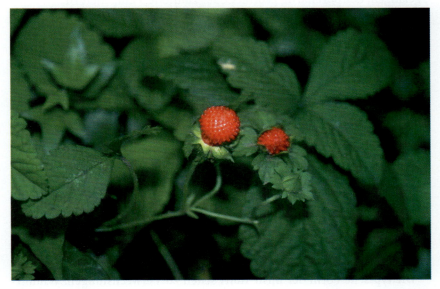

Abb. 88. Verwechslung: Indische Scheinerdbeere (*Duchesnea indica* (Andr.) Focke). Pflanze mit reifen Früchten

Verwechselt werden könnten die Erdbeeren mit den Früchten der Indischen Scheinerdbeere (*Duchesnea indica*), die als Zierpflanze kultiviert wird. Die Blätter sind ebenfalls dreizählig, die Blütenblätter gelb, die leuchtend roten Früchte sind den wilden Erdbeeren sehr ähnlich, sie schmecken allerdings fade. Charakteristisch sind bei der Indischen Scheinerdbeere die großen Kelchblätter, die die Erdbeerfrucht fast einschließen. Die Frucht ist ungenießbar, aber nicht giftig.

Allgemeines: Apfelartige Früchte

Neben dem Apfel mit seinen zahlreichen Sorten tragen einige Bäume und Sträucher im Garten Früchte, die einen apfelartigen Aufbau besitzen, auch wenn sie z. T. nur erbsengroß sind. Eingebettet in festes oder mehliges Fruchtfleisch liegen ein bis mehrere Kerne eingeschlossen. Gegenüber des Fruchtstiels verbleiben narbenartig vertrocknete Blütenreste, u. a. Staubblätter und die fünf Kelchblätter, die durch das Verdickungswachstum des Blütenbodens an den äußeren Pol der Frucht gelangen, der porenartig geöffnet oder zumindest eingetieft ist.

Apfel (*Malus spec.*)

Familie
Rosengewächse (*Rosaceae*)

Neben dem Apfelbaum werden weitere Arten der Gattung als Zieräpfel kultiviert. Die reif meist dunkelroten Früchte sind deutlich kleiner als der Obstapfel. Die Früchte erinnern aus der Ferne an rote Mirabellen.

Birne (*Pyrus spec.*)

Familie
Rosengewächse (*Rosaceae*)

Die typische Form der Birne führt selten zu Verwechslungen. Wildbirnen sind bedornte Sträucher. Die Verwechslung mit birnenförmigen Quitten oder mit der Mispel ist denkbar.

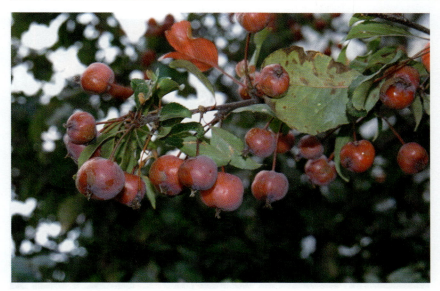

Abb. 89. Zierapfel (*Malus spec.*). Reife Früchte

Zwergmispel (Cotoneaster spec.)

Familie
Rosengewächse (*Rosaceae*)

Kurzbeschreibung
Aufrechte Sträucher oder niederliegende Zwergsträucher mit kleinen- bis mittelgroßen, ungeteilten, eiförmigen bis länglichen Blättern. Früchte klein (an kleine Äpfel erinnernd) mit mehligem Fruchtfleisch und 2 bis 5 Kernen. Fruchtfarbe rot, schwarzrot oder schwarz.

Vorkommen
Sehr häufig in Gärten gepflanzt, auch beliebter Bodendecker. Eine einheimische Art (*C. integerrimus*), die bevorzugt an trockenen, felsigen Standorten wächst.

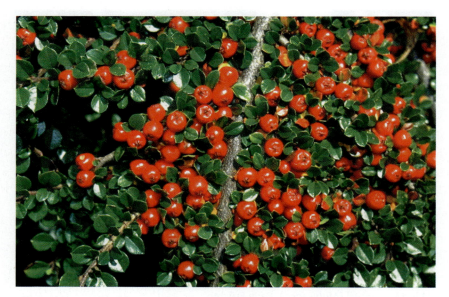

Abb. 90. Zwergmispel (*Cotoneaster horizontalis* Decne). Zweig mit reifen Früchten

Giftigkeit
Die Arten enthalten die cyanogenen Glykoside Prunasin und Amygdalin in geringer Mengen. In der Literatur gibt es keine Berichte über symptomatische Cyanidvergiftungen.

Eberesche, Mehlbeere, Vogelbeere (Sorbus spec.)

Familie
Rosengewächse (*Rosaceae*)

Kurzbeschreibung
Bäume mit sommergrünen, unpaarig gefiederten (Eberesche), ungeteilten eiförmigen (Mehlbeere) oder basisnah tief eingeschnittenen Blättern (Elsbeere) und doldenartigen Fruchtständen. Die leuchtend roten, kugeligen, erbsengroßen oder etwas größeren Apfelfrüchten mit mehligem Fruchtfleisch enthalten meist drei längliche, spitze Kerne.

Pflanzen mit geringem oder fehlendem Giftgehalt (Kategorie III)

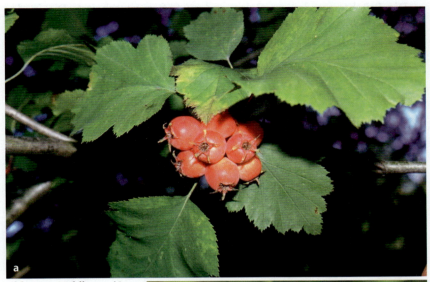

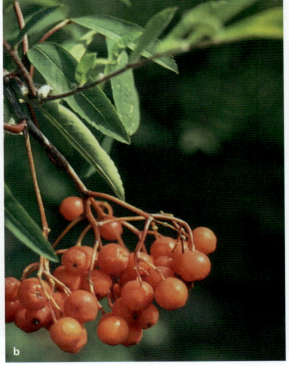

Abb. 91. a Mehlbeere (*Sorbus aria* (L.) Crantz). Früchte **b** Eberesche (*Sorbus aucuparia* L.) Reifer Fruchtstand

Die Früchte werden zu Gelee und zu Säften verarbeitet. Die in den Früchten enthaltene Parasorbinsäure kann zu leichten gastrointestinalen Reizungen führen. Daneben sind in geringer Menge cyanogene Verbindungen enthalten.

Die Früchte werden von vielen Laien fälschlicherweise für giftig gehalten.

Weißdorn (*Crataegus spec.*)

Familie
Rosengewächse (*Rosaceae*)

Kurzbeschreibung
Reich verzweigte, sperrige Sträucher mit dornigen Zweigen und sommergrünen, eiförmigen, ganzrandigen oder an der Spitze gezähnten bis gelappten Blättern und zahlreichen, rispen- oder doldenartigen Fruchtständen mit 2 bis 5 kugeligen oder eiförmigen, leuchtend roten (seltener gelben oder schwarzen) Früchten mit 1 bis 2 weißen Kernen in mehligem Fruchtfleisch. Kelchblattreste an der Spitze der Frucht bei manchen Arten sehr deutlich.

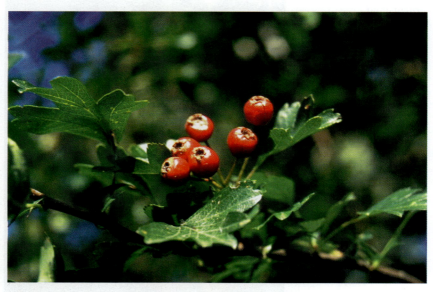

Abb. 92. Weißdorn (*Crataegus spec.*). Zweig mit reifen Früchten

Die Weißdornarten sind häufige Heckensträucher und können baumhoch werden. Die Früchte enthalten keine cyanogenen Glykoside; enthalten sind zahlreiche Inhaltsstoffe, u. a. Tannine von geringer toxikologischer Bedeutung. Extrakte aus Crataegus werden zur Herzstärkung eingesetzt, wobei das Wirkprinzip nicht digitalisartig ist.

Über Intoxikationen des Menschen liegen keine Berichte vor.

Feuerdorn (*Pyracantha coccinea* M. J. Roem.)

Familie
Rosengewächse (*Rosaceae*)

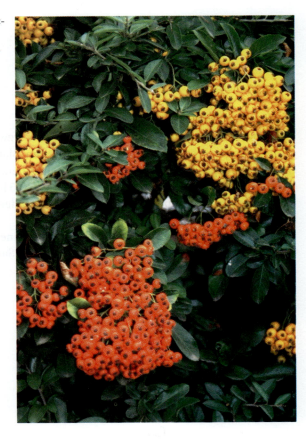

Abb. 93. Feuerdorn (*Pyracantha coccineae* M. J. Roem). Pflanze mit orangefarbenen und gelben Früchten

Kurzbeschreibung
Stark verzweigter Strauch mit kräftigen Dornen und immergrünen, ungeteilten, eiförmigen Blättern. Fruchtstand an den Zweigenden, länglich doldenartig mit zahlreichen erbsengroßen oder etwas kleineren, kugeligen Apfelfrüchtchen von leuchtend roter oder gelber Farbe mit jeweils 4 bis 5 länglichen, dunklen Kernen.

Der Feuerdorn ist wegen seiner attraktiven Früchte ein beliebter Zierstrauch. Die Ingestion der Früchte durch Kinder ist nicht selten. Die Art enthält in geringer Menge cyanogene Glykoside. Über symptomatische Intoxikationen gibt es keine Berichte. Der Feuerdorn könnte mit dem ebenfalls stark dornigen Sanddorn (*Hippophae rhamnoides*) verwechselt werden, dessen orangefarbenen Beeren eiförmig sind und dicht an den Zweigen sitzen.

Felsenbirne (*Amelanchier spec.*)

Familie
Rosengewächse (*Rosaceae*)

Kurzbeschreibung
Sträucher oder kleine Bäume mit basisnaher Verzweigung und sommergrünen, ungeteilten, eiförmigen, langgestielten Blättern. Früchte an den Zweigen endständig in 3- bis 8früchtigen Trauben. Früchte blauschwarz oder rot, erbsengroß oder etwas größer mit meist 5 länglichen Kernen und krönchenartig gegenüber dem Fruchtstiel stehenden langen Kelchblattresten.

In Kultur mehrere Arten aus Nordamerika, eine einheimische Art an felsigen Standorten (*A. ovalis*). In Blättern und Samen sind in geringer Menge cyanogene Glykoside enthalten.

Abb. 94. Felsenbirne (*Amelanchier lamarckii* F.G. Schroed.). Blühender Zweig

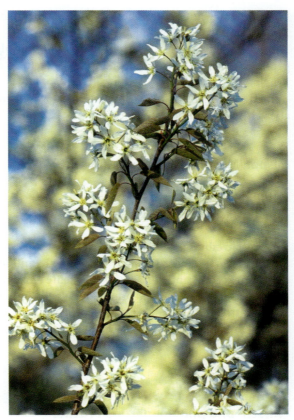

Quitte (*Cydonia oblonga* Miller) und Scheinquitte (*Chaenomeles japonica* Lindl.)

Familie
Rosengewächse

Kurzbeschreibung
Sträucher oder kleine Bäume (z. T. bedornt) mit sommergrünen, ungeteilten, eiförmigen Blättern und einzelnen Blüten bzw. Früchten. Die Früchte der Quitte sind filzig behaart, 5 bis 10 cm lang, leuchtend gelb, apfel- oder

birnenförmig, mit zahlreichen Kernen. Die Früchte sind eßbar und zur Zubereitung von Gelee beliebt.

Die deutlich kleinere Scheinquitte wird häufig als Zierstrauch in Gärten gepflanzt. Sie ist bedornt, die kleineren, einzeln an den Zweigen stehenden Früchte sind grünlich gelb und kahl.

Beide Arten enthalten geringe Mengen cyanogener Verbindungen, sind aber als unbedenklich einzustufen.

Mispel (Mespilus germanica L.)

Familie
Rosengewächse (*Rosaceae*)

Kurzbeschreibung
Strauch oder kleiner Baum, z. T. bedornt, mit sommergrünen, großen, eiförmigen, ganzrandigen Blättern. Früchte einzeln, 2 bis 3 cm lang, kugelig oder meist birnenförmig, braun oder gelb, mit sehr langen, schmalen Kelchblattresten an der Spitze. Fruchtfleisch sehr hart mit 5 Kernen, daher frisch kaum genießbar. Die Früchte werden nach Lagerung weich und genießbar.

Allgemeines:
Kirsch- und pflaumenartige Früchte

Kirschen und Pflaumen besitzen einen Kern, der rund oder länglich zugespitzt sein kann. Kelchreste an einer porenartig geöffneten Fruchtspitze wie bei den apfelartigen Früchten fehlen an den geschlossen Beeren dieser Gattung.

Kirsche, Pflaume, Pfirsich, Aprikose
(*Prunus spec.*)

Familie
Rosengewächse (*Rosaceae*)

Arten der Gattung Prunus bringen so verschiedene Früchte wie Süß- oder Sauerkirschen, Mandeln, Schlehen, Aprikosen und Pfirsiche und die verschiedenen Pflaumenformen hervor.

Neben den vertrauten Obstsorten sind in Gärten auch die Früchte vieler Zierkirschen zu erwarten, u. a. die mirabellenähnlichen Früchte der Kirschpflaume (*Prunus cerasifera*). Derartige weniger vertraute Früchte können zur Verunsicherung führen. Die wilde Vogelkirsche (*Prunus avium*) trägt deutlich kleinere Früchte als die Kulturkirsche. Die dunkelroten, erbsengroßen Früchte der häufig gepflanzten Steinweichsel (*Prunus mahaleb*) stehen in reichfrüchtigen Trauben. Die dornige Schlehe trägt blaubereifte, sehr sauer schmeckende Früchte.

Nahe mit Prunus verwandt ist die Traubenkirsche (*Padus spec.*), deren dunkelrote Beeren ähnlich denen der Lorbeerkirsche (*Prunus laurocerasus*) (siehe oben) in reichfrüchtigen Trauben herabhängen.

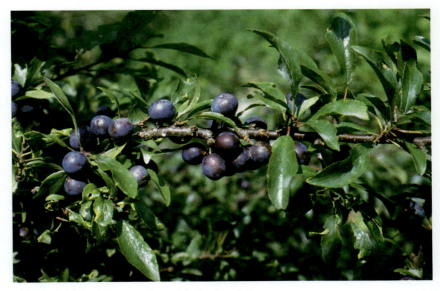

Abb. 95. Schlehe (*Prunus spinosa* L.). Zweig mit Beeren

In den Samen und z. T. auch in den Blättern der Gattung sind cyanogene Glykoside, v. a. Prunasin und Amygdalin vorhanden. Besonders hohe Konzentrationen wurden in Bittermandelsamen (*Prunus dulcis var. amara*) und bei Pfirsichen und Aprikosen nachgewiesen. Für Kinder gelten 10 bittere Mandeln als letal. Das Fruchtfleisch gilt als giftfrei. Daher drohen Intoxikationen nur, wenn die Samen zerkaut wurden.

Rose, Hagebutte (*Rosa spec.*)

Familie
Rosengewächse (*Rosaceae*)

Die Früchte der Rosen, die sogenannten Hagebutten, sind sehr vielgestaltig. Nur in Ausnahmefällen dürften frische Hagebutten konsumiert werden. Sie werden wegen ihres hohen Vitamin-C-Gehalts zur Zubereitung von Säften und Gelees verwandt.

Die länglich-eiförmigen, roten Hagebutten der Hundsrose sind allgemein bekannt. Die fleischige Scheinfrucht ist zur Spitze porenartig geöffnet und schließt die harten Früchte ein. Andere Rosenarten tragen kugelige,

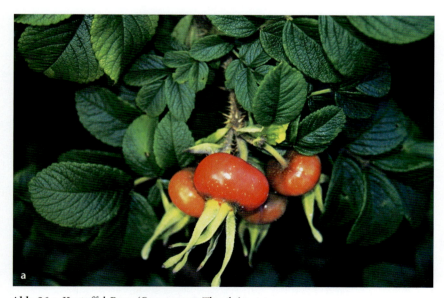

Abb. 96 a. Kartoffel-Rose (*Rosa rugosa* Thunb.)

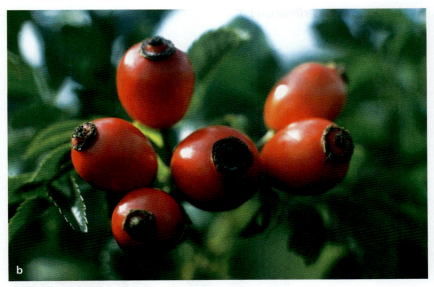

Abb. 96 b. Hagebutten (*Rosa spec.*)

braune oder schwarze Früchte oder wie die Kartoffel-Rose (*Rosa rugosa*) runde, fast tomatengroßen Früchte.

Die Früchte der Rosen sind ungiftig.

Sanddorn (*Hippophae rhamnoides* L.)

Familie
Ölweidengewächse (*Elaeagnaceae*)

Der häufige Sanddorn ist ein stark bedornter Strauch mit schmalen, linealischen, silberig beschuppten Blättern. Die orange- oder gelbfarbenen, eiförmigen, erbsengroßen, beerenartigen Früchte mit mehreren Kernen stehen dichtgedrängt an den Zweigen. Die Vitamin-C-haltige Frucht ist ungiftig.

Buchecker (*Fagus silvatica* L.)

Familie
Buchengewächse (*Fagaceae*)

Die allgemein bekannten Früchte der Rotbuche, die Bucheckern, sind 2 dreikantige Nüsse, die durch den 4klappig aufspringenden Fruchtbecher umschlossen werden. Die in Notzeiten beliebten Bucheckern enthalten mehrere Giftstoffe, darunter Saponine und Alkaloide. Die Gifte sind offensichtlich thermolabil. Nach Genuß von zahlreichen Bucheckern (10) wurden mehrfach symptomatische Vergiftungen mit Erbrechen und Diarrhoen, in schwereren Fällen auch zentralnervöse Symptome beobachtet.

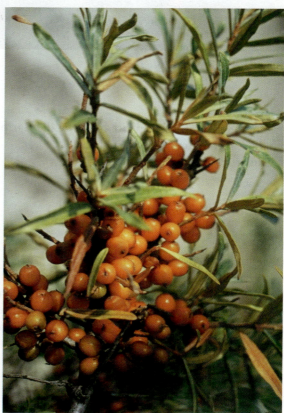

Abb. 97. Sanddorn (*Hippophae rhamnoides* L.). Reife Früchte

Die Früchte der Eichen (*Quercus spec.*) sind durch ihren hohen Gerbstoffgehalt ungenießbar. Über Intoxikationen ist daher nichts bekannt geworden.

Spargel (*Asparagus officinalis* L.)

Familie
Liliengewächse (*Liliaceae*)

Die Früchte des Spargels sind kugelrunde, erbsengroße, reif leuchtend rote Beeren mit 5 bis 6 Samen, die kurzgestielt am Spargelkraut stehen. Das bis zu 1,5 m hohe Spargelkraut ist reichverzweigt und fällt durch seine nadelartigen Kurztriebe auf, die Blätter vortäuschen. Neben dem Gemüsespargel sind in Gärten und im Haus andere Spargelarten mit ähnlichem Aussehen als Zierpflanze beliebt. Auch an diesen Spargelpflanzen können sich Beeren entwickeln.

In den Beeren wurden Saponine in geringer Menge nachgewiesen. Intoxikationen nach Genuß von Spargelbeeren wurden nicht beobachtet.

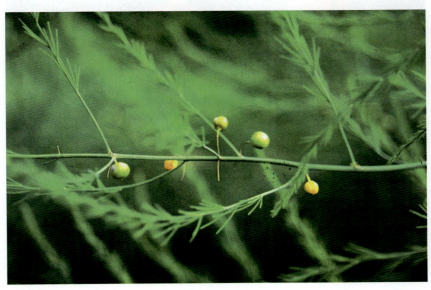

Abb. 98. Spargel (*Asparagus officinalis* L.). Zweig des Spargelkrauts mit noch unreifen Beeren

Skimmie (*Skimmia x foremanii Knight*)

Familie
Rautengewächse (*Rutaceae*)

Die Skimmie ist ein Zwergstrauch mit blaßgrünen, sich wachsartig anfühlenden, eiförmigen Blättern und einem endständig aufrechten, traubenartigen Fruchtstand. Die kugeligen, erbsengroßen, leuchtend roten Beeren enthalten 3 bis 4 helle Kerne. Die Skimmie wird häufig in Gärten gepflanzt. Über Intoxikationen ist bisher nichts bekannt geworden. Die Art besitzt aber möglicherweise durch ihren Gehalt an Furanocumarinen photosensibilisierende Eigenschaften.

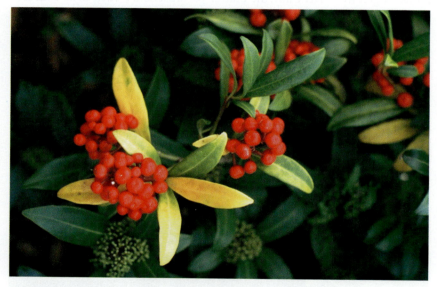

Abb. 99. Skimmie (*Skimmia x foremanii* Knight). Fruchtstände

Schönfrucht (*Callicarpa americana* L.)

Familie
Eisenkrautgewächse (*Verbenaceae*)

Strauch mit weit ausgebreiteten Ästen und gegenständigen, zweizeilig in einer Ebene stehenden eiförmigen, lang zugespitzten Blättern, die unterseits wollig behaart sind. Die Früchte sind kugelrund, kleiner als erbsengroß, bei Reife im Spätherbst leuchtend rosa bis violett. Die Fruchtstände sind kompakt, traubenartig mit zahlreichen Einzelfrüchten, sie stehen blattachselständig entlang der Zweige.

Dieser nordamerikanische Strauch und ein Verwandter aus Japan (*C. japonica*) werden wegen ihrer attraktiven Früchte immer häufiger gepflanzt. Über Intoxikationen ist nichts bekannt.

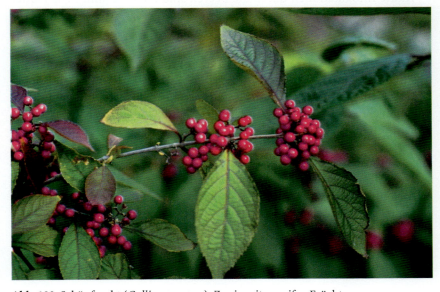

Abb. 100. Schönfrucht (*Callicarpa spec.*). Zweig mit unreifen Früchten

Gemeine Bärentraube
(*Arctostaphylus uva-ursi* (L.) Sprengel)

Familie
Heidekrautgewächse (*Ericaceae*)
Immergrüner Zwergstrauch mit glänzenden, eiförmigen, netzaderigen Blättern und kugeligen, erbsengroßen Beeren mit mehligem Fruchtfleisch und mehreren Samen in mehrblütigen Trauben. Der 5blättrige Fruchtkelch ist schuppenartig an der Fruchtbasis erkennbar.

Vorkommen
Häufig in der Zwergstrauchregion der Alpen, vereinzelt auch im Tiefland. Wenn die Art zusammen mit Preiselbeeren wächst, können die Beeren verwechselt werden.
Akute Intoxikationen durch die Beeren sind nicht bekannt. Die Blätter haben offizinelle Bedeutung.

Verwechslung
Die ähnliche Alpen-Bärentraube (*A. alpina*) trägt blauschwarze Früchte.
Ein ebenfalls kriechender, immergrüner Zwergstrauch der gleichen Familie ist die Scheinbeere (*Gaultheria procumbens* L.), die sehr häufig als Bodendecker in Gärten kultiviert wird. Die leuchtend roten, kugeligen Früchte stehen einzeln. Sie sind an der Spitze porenartig geöffnet (Scheinbeere durch fleischig verdickte Kelchblätter). Über Intoxikationen ist nichts bekannt.
Die gelegentlich kultivierte immergrüne Torfmyrte (*Pernettya mucronata* Gaud.-Beaupré ex Sprengel) trägt kugelige, große, weiße, rosa oder violette Beeren in endständigen Fruchtständen, die an Schneebeeren (*Symphoricarpus spec.*) erinnern. Auch von dieser Art wurden bisher keine Intoxikationen mitgeteilt.

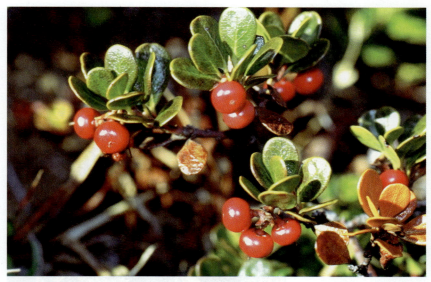

Abb. 101. Gemeine Bärentraube (Arctostaphylus uva-ursi (L.) Sprengel). Reife Beeren

Krähenbeere (*Empetrum nigrum* L.)

Familie
Krähenbeerengewächse (*Empetraceae*)
In Heidegebieten und in der Zwergstrauchregion der Alpen vorkommender Zwergstrauch mit kurzen nadelartigen Blättern, heidekrautähnlich. Früchte etwa erbsengroße, schwarz glänzende Beeren, dicht gedrängt am Stengel sitzend, mit 6 bis 9 Samen.

Giftigkeit
In Skandinavien werden die Beeren in großer Menge gegessen. Ein früher vermuteter Giftgehalt konnte nicht bestätigt werden.

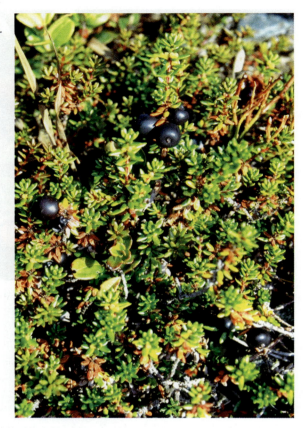

Abb. 102. Krähenbeere (*Empetrum hermaphroditicum* (Lange) Boch). Strauch mit reifen Früchten

Meerrettich (*Armoracia rusticana* G. M. Sch.)

Familie
Kreuzblütler (*Brassicaceae*)

Kurzbeschreibung
Bis zu 1,2 m hohes mehrjähriges Kraut mit großen, schmal eiförmigen, gestielten Grundblättern. Aufrechter verzweigter Blütenstand mit kleinen weißen Blüten. Verdickte, längliche, häufig geteilte Wurzelknolle.

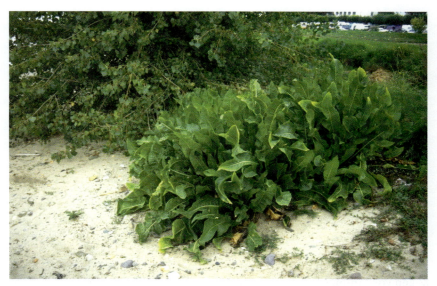

Abb. 103. Meerrettich (*Armoracia rusticana* G. M. Sch.). Verwilderter M. am Flußufer

Vorkommen
Häufige verwildert entlang von Straßen und als Nutzpflanze innerhalb von Gärten. Der Wurzelstock wird zu Meerrettichgewürz verarbeitet.

Verwechslung
Die zur Verarbeitung zu Meerrettichgewürz gesammelten Wurzeln können mit Wurzeln giftiger Pflanzen verwechselt werden, z. B. mit Wurzeln des sehr giftigen Eisenhuts (*Aconitum napellus*). Siehe hierzu den Bestimmungsschlüssel für Wurzeln.

Der angeschnittenen frischen Wurzel entströmt der typische Meerrettichgeruch und ein weißer Milchsaft. Auch die grünen Pflanzenteile besitzen beim Zerreiben diesen typischen Geruch.

Löwenzahn (*Taraxacum officinale* Web.)

Familie
Korbblütengewächse (*Asteraceae*)

Kurzbeschreibung
Kraut mit dicht dem Boden anliegender Rosette länglicher, sägezahnartig eingeschnittenen Blättern. Blütenstengel, hohl, wie die gesamte Pflanze milchsaftführend. Blütenstand goldgelb. Tiefe, ebenfalls milchsafthaltige Pfahlwurzel.

Vorkommen
Häufig in Wiesen.

Giftigkeit
Vergiftungen durch den Milchsaft und die darin enthaltenen Inhaltsstoffe sollen vorkommen. Als Symptomatik werden Übelkeit, Erbrechen, Durchfall und Steigerung der Diurese berichtet. Angeblich ist es in Einzelfällen auch zu Herzrhythmusstörungen gekommen. Inhaltsstoffe sind einige strukturell nicht aufgeklärte Bitterstoffe.

Anhang

Welche Pflanzen sind giftig?

Giftpflanzen haben keine gemeinsamen Merkmale, die sie unabhängig von ihrer systematischen Verwandtschaft als giftig erkennbar machen.

Es gibt Pflanzenfamilien mit vielen Giftpflanzen, dennoch belegt die Zugehörigkeit zu einer dieser Familien im Einzelfall nicht die Giftigkeit einer Pflanze. So gehören der Familie der Nachtschattengewächse neben Giftpflanzen wie der Tollkirsche auch eßbare Pflanzen wie die Tomate an.

Die Giftwirkung der Pflanzengifte kann qualitativ und hinsichtlich der wirksamen Dosis zwischen Tieren und Menschen erheblich abweichen. Die Früchte des Gefleckten Schierlings werden z.B. ohne Schaden von Vögeln gefressen, deren Verzehr durch den Menschen wiederum zu einer Intoxikation führen kann. In diesem Buch wird ausschließlich die Giftigkeit für den Menschen berücksichtigt.

Der Giftgehalt kann auf bestimmte Organe der Pflanze beschränkt sein oder die gesamte Pflanze betreffen. Die Kartoffel trägt z. B. neben den eßbaren Sproßknollen giftige Früchte.

Welche Inhaltsstoffe der Pflanzen sind giftig?

Die Vielzahl der in Pflanzen enthaltenen Substanzen ist ungeheuer groß, und die Substanzen sind nur zum geringsten Teil strukturell analysiert. Jede Spezies (es gibt weltweit ca. 250.000 höhere Pflanzenarten) besitzt ihre eigene Zusammensetzung an Inhaltsstoffen. Dies betrifft besonders die sogenannten sekundären Pflanzenstoffe, die daher als Ordnungskriterium in der Pflanzensystematik (sog. Chemotaxonomie) herangezogen werden.

Ähnlichkeiten in der chemischen Struktur der Pflanzeninhaltsstoffe führen nicht regelhaft zu vergleichbaren Wirkungen auf den menschlichen Organismus. Das macht die sinnvolle Einteilung der Pflanzengifte schwierig und ihre Terminologie verwirrend. Für den Arzt ist in der Regel eine

Darstellung der giftigen Substanzen unter dem Gesichtspunkt vergleichbarer Giftwirkung beim Menschen willkommener und relevanter als die Betrachtung biochemischer Strukturverwandtschaft. Nur für den darüber hinaus Interessierten soll daher im folgenden Abschnitt in Ergänzung zu den Giftigkeitsangaben im Beschreibungsteil eine grobe Übersicht über die Biochemie der Pflanzengifte gegeben werden.

Struktur- und Reservestoffe

Die durch die pflanzliche Photosynthese entstehenden Assimilate werden in allen Pflanzen zum Aufbau von Struktur- und Reservestoffen verwandt. Man bezeichnet sie als Produkte des Primärstoffwechsels. Es handelt sich um Polysaccharide, Lipide und Proteine.

Strukturkomponenten, die dem Pflanzenkörper seine Festigkeit geben, sind z. B. die Polysaccharide Zellulose und das Lignin. Die zelluläre Architektur wird daneben durch Proteine und Lipide gebildet. Diese Substanzen sind im Pflanzenreich ubiquitär und werden mit pflanzlicher Nahrung in großer Menge aufgenommen.

Die Kohlenhydratprodukte des Primärstoffwechsels von Monosacchariden bis zu komplex aufgebauten Polysacchariden sind für die menschliche Ernährung sehr bedeutsam.

Produkte des Primärstoffwechsels sind toxikologisch dennoch nicht bedeutungslos. Einige Aminosäuren und Proteine können für den Menschen toxisch sein, besonders wenn sie hochkonzentriert in Samen als Reservestoffe vorliegen.

Aminosäuren

Bei Pflanzen sind mehr als 200 Aminosäuren bekannt, von denen nur ca. 20 zur Peptidsynthese genutzt werden. Die toxischen Aminosäuren gehören zu den nichtpeptidbildenden Aminosäuren.

Akute Vergiftungen durch Aminosäuren sind beim Menschen nicht bekannt geworden, der chronische Genuß toxischer Aminosäuren führt aber durchaus zu Vergiftungssymptomen.

So verursacht die überwiegende Ernährung mit Samen bestimmter Schmetterlingsblütengewächse, v. a. der Gattung *Lathyrus*, eine neuromuskuläre Erkrankung mit progressiver Paralyse, den sogenannten Neurolathyrismus. Die Erkrankung tritt heute noch im Mittelmeergebiet und in Indien auf. Verantwortlich für die Erkrankung ist vermutlich eine toxische

Aminosäure. Bei Tieren führt der chronische Genuß dieser Samen vorwiegend zu einer Knochenerkrankung, dem sogenannten Osteolathyrismus.

Eine ebenfalls im Zusammenhang mit Samen von Schmetterlingsblütlern auftretende, als Favismus bezeichnete Erkrankung ist die durch den Genuß von Saubohnen (*Vicia faba*) bedingte hämolytische Anämie. Diese Erkrankung tritt nur bei erblichem Glucose-6-phosphatdehydrogenase-Mangel auf.

Schwere, z. T. tödliche Vergiftungen, die in den Tropen durch unreife Früchte des Ackee-Baums (*Blighia sapida*) auftraten, wurden auf toxische Aminosäuren mit hypoglykämisierender Wirkung zurückgeführt.

Peptide und Proteine
Proteine mit toxischer Wirkung sind die sogenannten Toxalbumine oder Lektine. Als Proteine sind sie zwar Produkte des Primärstoffwechsels, üben aber in den Pflanzen aufgrund ihres starken Bindungsvermögens für Kohlenhydrate vermutlich sehr spezifische Funktionen aus. Sie gelten als die Immunglobulin-Äquivalente der Pflanzen. Lektine spielen auch im Immunsystem des Menschen eine Rolle.

Ihr Vorkommen in den Samen von Rizinus oder Croton und von zahlreichen Schmetterlingsblütlern (z. B. der Paternostererbse (*Abrus precatorius*)) macht diese Arten zu hochgiftigen Pflanzen.

Die Toxalbumine werden nach oraler Aufnahme rasch intestinal resorbiert und nur geringfügig durch proteolytische Spaltung inaktiviert. Bei parenteraler Applikationen führen diese Substanzen durch Bindung an zellgebundene, blutgruppenspezifische Kohlenhydrate als sogenannte Phythämagglutinine zur Blutkoagulation. Durch Kochen können die Substanzen zerstört werden.

Die Toxalbumine Abrin (aus der Paternostererbse), Phasin (aus der Gartenbohne), Robin (aus der Robinie) wirken zelltoxisch. Nach Aufnahme ist klinisch die lebertoxische und pankreatotoxische Wirkung führend. Es kommt wenige Stunden nach Ingestion zu Erbrechen, schweren Durchfällen und in schweren Fällen zum Schock.

Pharmakologisch genutzt werden die zelltoxischen Proteine der Mistel (*Viscum album*), die allerdings nur schlecht resorbiert werden und daher nach oraler Aufnahme kaum bioverfügbar sind.

Lipide

Auch unter den Lipiden, der dritten Gruppe der Produkte des Primärstoffwechsels, sind toxisch wirkende Substanzen, z. B. die durch ihre schleimhautreizende Wirkung drastisch abführenden Rizinus- oder Crotonöle.

Sekundäre Pflanzenstoffe

Die meisten Pflanzengifte sind Metaboliten des Sekundärstoffwechsels, der auf den Produkten des Primärstoffwechsels aufbaut und diese biochemisch weiterverändert. Die sekundären Pflanzenstoffe erfüllen vermutlich keine Struktur- oder Reservefunktion. Ihre Funktion ist nur in wenigen Ausnahmen bekannt, z. B. wenn sie als Anlock- oder Abwehrsubstanz gegenüber Insekten fungieren. Viele der sekundären Pflanzenstoffe sind pharmakologisch von großem Interesse. Digitalisglykoside, Opioide und Physostigmin sind nur drei Beispiele für den reichen Fundus an pharmakologisch hochwirksamen sekundären Pflanzenstoffen. Glykosidische Verbindungen zwischen einem Zucker und einem Nichtzuckermolekül (=Aglykon) sind bei zahlreichen sekundären Pflanzenstoffen anzutreffen und nicht nur bei den Digitalisglykosiden. Ihre pharmakologische Wirkung wird durch die Aglykongruppe bestimmt, folglich orientiert sich daran auch ihre Terminologie.

Cyanogene Glykoside

Cyanogene Glykoside setzen nach Hydrolyse die hochtoxische Blausäure frei. Cyanogene Glykoside (bei Sapindaceae: Cyanolipide) entstehen aus Aminosäuren. Sie sind in vielen Pflanzenfamilien weitverbreitet, besonders bei den Rosengewächsen (*Rosaceae*), den Schmetterlingsblütlern (*Fabaceae*) und den Süßgräsern (*Poaceae*). Blausäure ist in der Dosis von 1 mg/kg Körpergewicht für den Menschen letal. Die in den Pflanzen enthaltenen Konzentrationen der cyanogenen Glykoside sind im allgemeinen gering, so daß nur exzessiver Genuß der Früchte von Eberesche (*Sorbus aucuparia*), Feuerdorn (*Pyracantha coccinea*) oder Zwergmispel (*Cotoneaster spec.*) oder der Blätter der Lorbeerkirsche (*Prunus laurocerasus*) zu kritischen Vergiftungen führt. Die üblicherweise ausgespuckten Kerne von Pfirsichen und Aprikosen enthalten relativ hohe Giftmengen, ebenso wie die tropische Maniokknolle, bei der vor dem Verzehr unbedingt eine Hitzebehandlung zur Blausäurezerstörung erfolgen muß.

Glukosinolate (Senfölglukoside)

Die Senfölglukoside sind weitere von den Aminosäuren abgeleitete Substanzen. Sie kommen in der Familie der Kohlgewächse (*Brassicaceae*) vor und bedingen den scharfen Senfgeschmack. Sie spielen in der Regel nur für Tierintoxikationen eine Rolle, z. B. als Ursache massiver Hypothyreosen nach exzessivem Kohlgenuß durch Kühe.

Cumarine und Furanocumarine

Cumarine kommen u. a. in der Roßkastanie (*Aesculus hippocastanum*), den Steinkleearten (*Melilotus spec.*), im Waldmeister (*Galium odoratum*) und manchen Süßgräsern vor.

Cumarine haben gerinnungshemmende Eigenschaften, die pharmakologisch genutzt werden. Akute Intoxikationen des Menschen sind aufgrund der relativ geringen Konzentrationen nicht zu erwarten. Theoretisch denkbar ist allerdings eine Verstärkung der Antikoagulation durch cumarinhaltige Lebensmittel (Waldmeisterbowle) bei markumarisierten oder leberkranken Patienten.

Die Furanocumarine sind Derivate des Cumarins mit Vorkommen in der Familie der Rautengewächse (*Rutaceae*), der Doldenblütlern (*Apiaceae*), und im Johanniskraut (*Hypericum spec.*).

Die Furanocumarine führen nach transkutaner Resorption und Sonnenbestrahlung zu einer obligaten phototoxischen Dermatitis. Das Psoralen, eines der natürlichen Furanocumarine, wird therapeutisch im Zusammenhang mit UV-Lichtbestrahlung bei Psoriasis und Vitiligo eingesetzt.

Terpene und ätherische Öle

Terpene stellen eine große Gruppe sekundärer Pflanzenstoffe mit z. T. erheblicher toxikologische Bedeutung dar. Die Substanzen sind ausgesprochen lipophil. Terpene spielen bei manchen Tieren als Botenstoffe (sog. Pheromone) eine Rolle.

Die Terpene enthalten als chemisches Grundelement das Isopren (C-5-Einheit). Die Nomenklatur der Terpene richtet sich nach der Anzahl der Isoprenelemente. Kautschuk ist ein hochpolymeres Produkt des Isoprens.

Monoterpene sind die einfachsten Terpene mit zwei C-5-Einheiten. Sie kommen z. B. in ätherischen Ölen der Pfefferminze vor. Ein tierisches Monoterpen ist die sogenannte „Spanische Fliege", die als Aphrodisiakum begehrt ist.

Bestimmte Monoterpene aus der Familie der Asteraceae sind als Pyrethrum bekannt und haben eine insektizide Wirkung. Die Verwendung von

Die Isochinolinalkaloide und Phenanthrenalkaloide (Morphin u. a.) kommen vorwiegend in den Mohngewächsen (*Papaveraceae*) vor.

Die zahlreichen (ca. 25) verschiedenen Alkaloide des Mohns haben unterschiedliche Eigenschaften. Einige (die Isochinolinalkaloide) wirken direkt an der Muskulatur als Spasmolytika. Die Opiumalkaloide haben sedative, analgetische und psychotrope Wirkungen. Ihre Wirkung wird teilweise über spezifische Opiatrezeptoren im Zentralnervensystem vermittelt. Auch das als Emetikum verwandte Extrakt der Brechwurz (Ipecacuanha-Saft) gehört zu dieser Gruppe von Alkaloiden.

Das stark giftige Nikotin des Tabaks und das Coniin des Schierlings gehören zu den Pyridinalkaloiden. Das Nikotin führt ähnlich wie das Cytisin des Goldregens zu komplexen Wirkungen am vegetativen Nervensystem, die in Abhängigkeit von der aufgenommenen Dosis zu sympathischen oder parasympathischen Reizerscheinungen führt. Das Coniin entfaltet seine Giftigkeit darüber hinaus über eine myotoxische Wirkung.

Weitere, aus der Pharmakologie vertraute Substanzen mit Wirkung auf den Parasympathikus sind das Pilocarpin aus dem in Brasilien beheimateten Strauch *Pilocarpus jaborandi* und das Physostigmin aus der Kalabarbohne (*Physostigma venenosum*). Ein indirektes Sympathomimetikum ist das Ephedrin aus der im Mittelmeergebiet vorkommenden *Ephedra distachya*. Zu den Indolalkaloiden gehören die antisympathikotonen Substanzen aus *Rauwolfia serpentina*, von denen das Reserpin als Pharmakon besonders bekannt geworden ist.

Die parasympatholytischen Alkaloide der Tollkirsche, des Bilsenkrauts und des Stechapfels sind Tropanalkaloide. Sie üben eine blockierende Wirkung auf die muscarinartigen Acetylcholinrezeptoren aus.

Pyrrolizidinalkaloide kommen in Korbblütlern und Rauhblattgewächsen vor, sie sind hepatotoxisch und carcinogen. Als Bestandteil von sogenannten bush-teas können sie zur Lebervenenthrombose (Budd-Chiari-Syndrom) und sekundär zur Leberzirrhose führen.

Vergiftungen sind heute in erster Linie durch offizinelle Aufbereitungen von Korbblütlerextrakten (z. B. *Senecio*-Tee) zu erwarten, in der Vergangenheit führten Getreideverunreinigungen mit Sonnenwendesamen (*Heliotropium europaeum*) zu Massenvergiftungen.

Steroidalkaloide sind z. B. im Nachtschatten (*Solanum spec.*) und im Weißen Germer (*Veratrum album*) enthalten. Terpenalkaloide können als Inhaltsstoffe des Eisenhuts (*Aconitum*) und des Rittersporns (*Delphinium*) zu schweren, z.T. tödlich verlaufenden Intoxikationen führen.

Pflanzensäuren

Unter den zahlreichen Pflanzensäuren sind vor allem die Salze der Oxalsäure von toxikologischer Bedeutung. Oxalsäure (z. B. aus dem Sauerampfer, Rhabarber oder Spinat) kann in großer Menge zu schweren Vergiftungen mit Nierenversagen führen, wenn die Säure in den Nierentubuli auskristallisiert. Nach Ingestion von sehr großen Mengen Sauerampfers ist daher die Magenspülung mit 10%iger Calciumglukonatlösung zu empfehlen, um schwerlösliches, nicht mehr resorbierbares Calciumoxalat zu bilden.

In der Familie der Aronstabgewächse (*Araceae*) liegt Calciumoxalat in kristallinen Nadeln, sogenannten Raphiden vor. Diese Raphiden führen nach Ingestion zu einem physikalischen Schleimhautschaden, der zu bedrohlichen ödematösen Schwellungen im Bereich der Luftwege führen kann. Lokale abschwellende Maßnahmen können indiziert sein, z. B. Glukokortikoid-Dosieraerosole.

Polyine

Polyine sind Polyacetylenverbindungen von starker Giftigkeit, die bei Pilzen, Korbbeutlern und Doldenblütlern (*Oenanthe, Cicuta*) auftreten. Das Cicutoxin aus dem Wasserschierling (*Cicuta virosa*) wirkt direkt krampffördernd auf das Stammhirn. Die Intoxikation führt zu epileptiformen Krämpfen, die bei Erschöpfung zum Tode führen können. Eine ähnliche, krampffördernd auf das Stammhirn wirkende Substanz ist das Pikrotoxin der tropischen Liane *Anamirta cocculus,* die als Pfeilgift benutzt wird.

Auf Rückenmarksebene führt das zu den Alkaloiden gehörende Strychnin zu Konvulsionen.

Tannine

Die Tannine sind chemisch sehr heterogene Substanzen. Gemeinsam ist ihnen die Fähigkeit zur Eiweißdenaturierung, die tierische Haut in Leder verwandelt. Tannine sind die Wirkstoffe der Eichengallen und des schwarzen Tees.

Colchicin und Vincaalkaloide

Neben den oben erwähnten Lektinen und einigen Monoterpenen (Thujon) besitzt das Colchicin der Herbstzeitlosen (*Colchicum autumnale*) eine ausgeprägt zytotoxische Wirksamkeit durch Mitosehemmung. Diese Wirkung wird pharmakologisch genutzt, ähnlich wie die der sogenannten Vincaalkaloide aus dem Strauch *Catharanthus roseus* (eine beliebte Topfpflanze). Vincristin und Vinblastin werden in der Tumortherapie als Zytostatika genutzt.

Therapie der Pflanzenvergiftungen

An dieser Stelle werden allgemeine Maßnahmen zur Vergiftungsbehandlung zusammengefaßt, spezifische therapeutische Strategien, die in Kenntnis der Giftsubstanzen durchgeführt werden können, sind im Beschreibungsteil dargestellt.

Primäre Giftelimination

Giftelimination beim wachen Patienten
- Erbrechen fördern
- *Bei Erwachsenen:* Salzwasser (3 Teelöffel Kochsalz auf 1 Glas warmes Wasser), Ipecacuanhae-Sirup wirkt bei Erwachsenen nicht!
- *Bei Kindern* kein Salzwasser! Kinder bis zum Alter von 2 Jahren 10 bis 15 ml Ipecacuanhae-Sirup, ältere Kinder 15 bis 30 ml. Reichlich Wasser dazu trinken lassen.
- Bei fehlender Wirksamkeit dieser Maßnahmen und stabilem Kreislauf: Apomorphin s.c. 0,15 mg/kg KG. Nach stattgefundem Erbrechen Antagonisierung mit Opiatantagonisten.

Giftelimination beim bewußtseinsgetrübten Patienten
- Magenspülung:
- Durchführung in Trendelenburg-Position mit Kopftieflage mit ausreichend dickem Schlauch (mindestens 1 cm Durchmesser). Zunächst Mageninhalt aspirieren, danach Spülung mit jeweils 150 bis 200 ml lauwarmen Wasser (beim Kleinkind physiologische Kochsalzlösung in Einzelvolumina von 50 ml).
- Nach Abschluß der Spülung Instillation von 30 g Carbo medicinalis und 30 g Natriumsulfat.
- Bei Verdacht auf Alkaloid-, Glykol-, oder Blausäureintoxikation Spülen mit 0,005- bis 0,01%iger Kaliumpermanganatlösung, am Ende der Spülung 50 ml im Magen belassen.

Sekundäre Giftelimination

Nach erfolgter Resorption der Gifte sind Maßnahmen zur Beschleunigung der Giftausscheidung oder ihrer Inaktivierung indiziert. Wenn sie indiziert sind, wird dies im Rahmen der Einzelbeschreibungen besprochen. Grundsätzlich werden folgende Verfahren angewandt.

- *Forcierte neutrale Diurese:* Harnalkalisierung zur Förderung der Ausscheidung von Säuren oder Harnansäuerung bei Basen.
- *Extrakorporale Blutreinigung:* Hämodialyse (bei einem Molekulargewicht von 500 Dalton, geringer Eiweißbindung, und kleinem Verteilungsvolumen), alternativ Hämoperfusion oder Hämofiltration.
- Immunologische Inaktivierung des Giftes und anschließende Elimination des Giftes, z. B. durch Digoxin-Antikörper.
- Chemische Inaktivierung der Gifte nach Resorption (*Beispiel:* HCN-Intoxikation)
- Antagonisierung der Giftwirkung durch Antidote

Weiterführende Literatur 6

Buff, Dunk von der (1988) Giftpflanzen in Natur und Garten, Parey Buchvlg., Berlin
Höhere Pflanzen
Bruneton J (1995) Pharmacognosy, Phytochemistry, Medicinal Plants, Paris
Frohne D, Pfänder HJ (1987) Giftpflanzen. Ein Handbuch für Apotheker, Ärzte, Toxikologen und Biologen, Wissensch.-Vlg., Stuttgart
Gessner O, Orzechowski G (1974) Gift und Arzneipflanzen von Mitteleuropa, Uni-Verlag, Winter, Heidelberg
Späth G (1982) Vergiftungen und akute Arzneimittelüberdosierungen, de Gruyter, Berlin, New York
Hausen BM (1988) Allergiepflanzen, Pflanzenallergene. Handbuch und Atlas der allergieinduzierenden Wild- und Kulturpflanzen, Ecomed Verlag, Landsberg

Giftinformationszentren der Bundesrepublik Deutschland (Stand 1998)

Dem Bundesinstitut für gesundheitlichen Verbraucherschutz und Veterinärmedizin von den Bundesländern nach § 16a Chemikaliengesetz benannt

K = Kinderklinik
I = Medizinische Klinik
P = Pharmakologisches Institut

Berlin
K Beratungsstelle für Vergiftungserscheinungen und Embryonaltoxikologie
   Spandauer Damm 130, 14050 Berlin
   Tel.: (030) 19240, Fax (030) 32680721

I Universitätsklinikum Rudolf Virchow, Humbold-Universität Berlin,
   Stat. 43b (Internistische Intensivstation)
   Augustenburger Platz 1, 13353 Berlin
   Tel.: (0 30) 4 50-5 35 55; 4 50-5 35 65 Fax: (0 30) 5 39 09

Bonn
K Informationszentrale gegen Vergiftungen,
   Zentrum für Kinderheilkunde
   der Rheinischen Friedrich-Wilhelms-Universität Bonn,
   Adenauerallee 119, 53113 Bonn
   Tel.: (02 28) 2 87 32 11-33 33; Fax: (02 28) 2 87 33 14

Erfurt
   Giftnotruf Erfurt
   Gemeinsames Giftinformationszentrum der Länder Mecklenburg-Vorpommern, Sachsen, Sachsen-Anhalt und Thüringen
   c/o Klinikum Erfurt
   Nordhäuser Straße 74, 99089 Erfurt
   Tel.: (03 61) 73 07 30; Fax: (03 61) 7 30 73 17

Freiburg
K Informationszentrale für Vergiftungen
  Universitäts-Kinderklinik
  Mathildenstraße 1; 79106 Freiburg
  Tel.: (07 61) 2 70 43 61 (Durchwahl) 2 70 43 00/01 (Zentrale)
  Fax: (07 61) 2 70 44 57

Göttingen
P Giftinformationszentrum (GIZ)-Nord
  Zentrum für Pharmakologie und Toxikologie
  Robert-Koch-Straße 40; 37075 Göttingen
  Tel.: (05 51) 1 92 40, 38 31 80, Fax: (05 51) 3 83 18 81

Homburg/Saar
K Universitätskliniken, Klinik für Kinder- und Jugendmedizin
  Informations- und Beratungszentrum für Vergiftungen
  66421 Homburg/ Saar
  Tel. (0 68 41) 1 92 40; Fax (0 68 41) 16 83 14

Mainz
I Universitätsklinikum
  Beratungsstelle bei Vergiftungen
  Klinische Toxikologie
  Langenbeckstraße 1, 55131 Mainz
  Tel.: (0 61 31) 1 92 40, 23 24 66; Fax: (0 61 31) 23 24 69/23 24 68

München
I Giftnotruf München, Toxikologische Abteilung
  der II. Medizinischen Klinik rechts der Isar
  der Technischen Universität München
  Ismaninger Straße 22
  Tel.: (0 89) 1 92 40; Fax (0 89) 41 40 24 67

Nürnberg
I II. Medizinische Klinik des Städtischen Klinikums
  Toxikologische Intensivstation
  Flurstraße 17, 90419 Nürnberg
  Tel.: (09 11) 3 98 24 51 (Giftelefon), 3 98 39 80; Fax: (09 11) 3 98 22 05

Sachverzeichnis

A

Abrin 253
Abrus precatorius 71, 253
Acetylandromedol 256
Aconitin 89
Aconitum 259
Aconitum napellus 88ff, 249
Aconitum variegatum 89
Aconitum vulparia 89
Acorus calamus 168
Actaea spicata 181ff
Adonis vernalis 89
Aegopodium podagraria 110
Aesculus flava 72
Aesculus hippocastanum 72, 77
Aesculus spec. 72
Aethusa cynapium 107, 115ff
Agrostemma githago 257
Akazie, falsche 156ff
Alkaloide 74, 142, 163, 188, 192, 200, 218, 220, 257
– cyanogene 142
– toxische 79, 83
Allermannsharnisch 99
Allium ursinum 99
Allium victoriale 99
Alpen-Bärentraube 246
Alpen-Doppelbeere 146
Alpen-Johannisbeere 226
Alpenveilchen 202f
Alraune 74, 103
Alstroemeria spec. 187
Amaryllidaceae 200
Amaryllisgewächse 200
Amelanchier ovalis 236

Amelanchier spec. 147, 236
Aminopropionitril 159
Aminosäure 252
– toxische 159
Amygdalin 177, 178, 232, 240
Anacardiaceae 204
Anamirta cocculus 256, 259
Andromeda polifolia 90
Anemone 184
Angelica spec. 108, 185
Anis 111
Anthurie 168
Anthurium spec. 168
Antidote 261
Apfel 230
Aphrodisiakum 74, 75
Apiaceae 108, 111, 114, 115, 185, 255
Apium graveolens 110
Apocynaceae 101
Aprikose 239f
Aquifoliaceae 122
Araceae 165, 259
Araliaceae 66
Arbutin 139
Arctium spec. 72, 77
Arctostaphylos alpina 246
Arctostaphylos uva-ursi 246
Armoracia rusticana 248f
Arnica montana 193
Arnika 187, 193
Aronstab 165ff
Aronstabgewächse 165, 259
Arum italicum 168
Arum maculatum 165ff
Asparagus officinalis 243

Asteraceae 192, 194, 250
Atropa belladonna 75ff
Atropin 65, 74, 76
Attich 211f
Aucuba japonica 65, 124, 146, 177

B
Baldrianwurzel 91
Bärentraube 69
- gemeine 246
Bärlauch 99
Baumwollöl 256
Beerenobst 226
Benjamini 221
Berberidaceae 216, 218
Berberis julianae 218
Berberis thunbergii 218
Berberis vulgaris 216ff
Berberitze 136, 216ff
Besenginster 153ff
Bilsenkraut 74, 82, 258
- schwarzes 81ff
Birne 230
Bittermandelöl 179
Bittermandelsamen 240
Bitterstoffe 163, 209, 250
Blasenstrauch 161ff
Blaubeeren 219
Blauregen 162ff
Blausäureglykoside 178, 179
Blut-Johannisbeere 220, 226
Blutreinigung, extrakorporale 261
Bocksdorn 136, 170, 205f
Brassicaceae 248, 255
Braunwurzgewächse 96
Brechnuß 258
Brechwurz 258
Brombeere 228f
Brugmansia candida 79, 80
Brugmansia spec. 75, 79
Brugmansia suaveolens 79, 80
Bryonia alba 103ff, 133
Bryonia dioica 99, 103ff, 136, 142, 170, 205

Bryonin 104
Buchecker 242f
Buchengewächse 242f
Buchsbaum, immergrüner 67ff
Buchsbaumgewächse 67ff
Bufadienolide 199
Buxaceae 67
Buxus sempervirens 67ff

C
Calciumoxalat 259
Calciumoxalatnadeln 168, 171
Calla palustris 165ff
Callicarpa americana 245
Callicarpa japonica 245
Caprifoliaceae 142, 143, 147, 149, 210, 211, 212, 213, 215
Caragana arborescens 160ff
Castanea sativa 72
Castoröl 72
Catharanthus roseus 102, 260
Celastraceae 163
Cephalotaxus spec. 63
Cercis siliquastrum 157
Chaenomeles japonica 237f
Chaerophyllum bulbosum 110, 111
Chaerophyllum temulum 114ff
Chamaecyparis spec. 120, 121
Chelidonium majus 187ff
Chinolizidinalkaloide 153, 257
Christophskraut 181ff
Christrose 180
Christusdorn 197
Christuspalme 72ff
Cicuta virosa 108ff, 110, 259
Cicutoxin 110, 259
Cimmamonum 256
Clematis 184
Clivia miniata 200
Codein 87
Codiaeum variegatum 197
Colchicin 118, 260
Colchicum autumnale 99, 116ff, 260
Colutea arborescens 161ff

Coniin 111, 258
Conium maculatum 107, 111ff
Consolida ajacis 90
Consolida regalis 90
Consolida spec. 89
Convallaria majalis 99ff
Coriamyrtin 256
Coriaria myrtifolia 256
Cornaceae 221, 223
Cornus mas 65, 146, 223
Cornus sanguinea 140, 174, 223
Cornus sericea 223
Cornus spec. 221ff
Corydalis cava 189ff
Corydalis solida 189ff
Cotinus coggygria 205
Cotoneaster integerrimus 231
Cotoneaster spec. 231f, 254
Crassulaceae 199
Crataegus spec. 65, 234f
Crocusblüten 118
Croton 253
Crotonöl 254
Cucurbitaceae 103
Cumarine 147, 255
Cupressaceae 119, 121
Cyclamen purpurascens 202f
Cyclobuxin 69
Cydonia oblonga 237f
Cynanchum vincetoxicum 102
Cytisin 71, 161, 257
Cytisus scoparius 153ff

D

Daphne cneorum 65
Daphne laureola 65
Daphne mezereum 63ff
Daphne striata 65
Datura innoxia 79
Datura metel 79
Datura spec. 72
Datura stramonium 77
Delphinium elatum 90
Delphinium spec. 89

Dermatose, allergische 187
– phototoxische 187
Dicentra spectabilis 89
Dickblattgewächse 199
Dieffenbachia 168
Digitalis grandiflora 98
Digitalis lanata 93, 98
Digitalis lutea 98
Digitalis purpurea 93, 96ff
Digitalisglykoside 102, 180, 254, 257
Digitaloide 124, 163
Digitoxin 95
Digoxin 95
Digoxin-Fab-Fragmente 95
Dioscoreaceae 169
Diterpenalkaloide 89
Diterpene 63, 65, 147, 197, 256
Diurese, neutrale forcierte 261
Doldenblütengewächse 185ff
Doldenblütler 108, 111, 114, 115, 255
Doppelbeere, blaue 146
Duchnesnea indica 230

E

Eberesche 147, 232ff, 254
Efeu 66
Efeugewächse 66ff
Eibe 61ff
– pazifische 63
Eibengewächse 61ff
Eiche 243
Einbeere 124ff
Eisenhut 88ff, 248, 259
Eisenkrautgewächse 172, 245
Eiweiße, toxische 72
Elaeagnaceae 241
Elsbeere 232
Empetraceae 247
Empetrum nigrum 247
Engelstrompete 79, 80ff
Engelswurz 108
Engelswurzarten 185
Enzian, gelber 91
Ephedra distachya 258

Ephedrin 258
Erbsen 159
Erbsenstrauch 160ff
Erdbeere 229f
Ericaceae 137, 246, 256
Essigbaum 187, 204f
Euphorbia lathyrus 196
Euphorbia milii 197
Euphorbia pulcherrima 196
Euphorbia spec. 195ff
Euphorbiaceae 72, 195
Evonymus europaea 163ff

F
Fabaceae 69ff, 150, 152, 153, 155, 156, 158, 160, 162, 254
Fagaceae 242f
Fagus silvatica 242f
Fatsia japonica 67
Faulbaum 174ff, 176, 182
Favismus 156
Feige 220
Felsenbirne 236f
Feuerbohne 151
Feuerdorn 147, 235f, 254
Feuerwurz 169ff
Ficus benjamini 221
Ficus carica 220
Ficus elastica 221
Fingerhut, gelber, großblütiger 98
– – kleinblütiger 98
– roter 96ff
– wolliger 98
Flamingoblume 168
Flammendes Käthchen 199
Folia Uvae ursi 69
Fragaria spec. 229f
Frangula alnus 174ff, 182
Frühlingsadonisröschen 89
Frullania spec. 187
Furanocumarine 107, 186, 244, 255

G
Galanthamin 200

Galanthus spec. 200
Galium odoratum 255
Gänsedisteln 195
Gartenbohne 71, 150ff, 158
Gartensalat 195
Gartenwicke 158ff
Gaultheria procumbens 246
Geißblattgewächse 142, 143, 147, 149ff, 210, 211, 212, 213, 215
Genista 154
Gentiana lutea 91
Gerbstoffe 175
Gerbstoffgehalt 243
Germer, schwarzblütiger 91
– weißer 91ff, 93, 180, 258
Germerwurzel 91
Giersch 110
Giftbeere 81, 207f
Giftelimination, primäre 260
– sekundäre 261
Gift-Hahnenfuß 183ff
Gift-Lattich 194ff
Gleditschie 156
Gleditsia triacanthos 156
Glockenbilsenkraut 74
Gloriosa 118
Gloriosa rothschildiana 118
Glucose-6-Phosphat Dehydrogenase-mangel 156
Glukosinolate 254
Glykoside 101, 140, 147, 150, 157, 163, 175, 177
– cyanogene 179, 232, 236, 240, 254
Glyzine 162ff
Goldblatt 65, 124, 146, 177, 223f
Gold-Johannisbeere 226
Goldregen, gemeiner 69ff, 161
Goldregenvergiftung 257
Gränke, poleiblättrige 90
Grossulariaceae 226
Gummibaum 221

H
Haarstrangarten 108, 110

Hagebutte 240f
Hahnenfuß, flammender 184
- Gift 183ff
- knolliger 184
- scharfer 184
Hahnenfußgewächse 88, 180, 181, 183
Hämodialyse 261
Hartriegel 146, 221ff
- blutroter 140, 174
- roter 223
- weißer 223
Hartriegelgewächse 221, 223
Heckenkirsche 99, 143ff
- schwarze 146
Hedera helix 66ff
Heidekrautgewächse 137, 246
Heidelbeere 126, 139, 219
Heideröschen 65
Heliotropium europaeum 258
Helleborus 184
Helleborus foetidus 180
Helleborus niger 180
Helleborus viridis 180
Heracleum mantegazzianum 108, 185ff
Heracleum sphondylium 185ff
Herbstzeitlose 99, 116ff, 260
Herkulesstaude 185ff
Himbeere 228f
Hippeastrum spec. 200
Hippophae rhamnoides 241
Holunder 211f
- roter 212
- schwarzer 210f
Hülse 122ff
Hundsgiftgewächse 101
Hundspetersilie 107, 115ff
Hyacynthe 52, 200
Hyoscyamin 74, 76, 79, 83
Hyoscyamus niger 81ff
Hypericum spec. 255

I
Ilex 122ff
Ilex aquifolium 122ff

Ilex paraguariensis 124
Immergrün 102
Indolalkaloide 102, 258
Inkalilie 187
Insektizid 256
Ipecacuanha-Saft 258

J
Jakobs-Kreuzkraut 19 !ff
Jelängerjelieber 142
Johannisbeere 226f
- rote 226
- schwarze 226
Johanniskraut 255
Judasbaum 157
Judenkirsche 81, 207, 208f
Julianes Berberitze 218
Jungfernrebe 224f
Juniperus communis 121
Juniperus sabina 121ff

K
Kalabarbohne 258
Kalanchoe blossfeldiana 199f
Kälberkropf, taumelnder 114ff
Kaliumoxalat 191
Kalmus 168
Kampher 256
Kapillargift 118
Kartoffel 131ff
Kastanie 72
Käthchen, flammendes 199f
Kermesbeere 197ff
Kermesbeerengewächse 197
Kirsche 239f
Kirschlorbeer 177ff
Kirschpflaume 239
Klette 72
Klivie 200
Knallerbse 213f
Knollen-Kälberkropf 107, 110, 111
Knollen-Platterbse 159
Knorpelmöhre 108
Knöterichgewächse 190

Kohlgewächse 255
Kompaßlattich 195
Kornrade 256
Kontaktallergika 256
Kontaktdermatitis 187
Kopfeibe 63
Korallenbäumchen 105ff
Korallenbeere 105, 215f
Korallenkirsche 105ff
Korallenmoos 105
Korallenstrauch 105ff
Korbblütenextrakte 258
Korbblütengewächse 192, 194, 250
Kornelkirsche 65, 223
Krähenbeere 247
Krähenbeerengewächse 247
Kratzbeere 229
Kreuzblütler 248
Kreuzdorn 176ff, 183
Kreuzdorngewächse 174, 176
Küchenschelle 89, 184
Kürbisgewächse 103

L
Laburnum alpinum 70
Laburnum anagyroides 69ff
Lactuca sativa 195
Lactuca serriola 195
Lactuca virosa 194ff
Lactucin 195
Lactupicrin 195
Lantana camara 172ff, 256
Lathyrismus 159
Lathyrus odoratus 150, 158ff
Lathyrus sativus 158ff
Lathyrus tuberosus 159
Lauraceae 256
Lebensbaum, abendländischer 119ff
– morgenländischer 119ff
Lebermoos 187
Lektine 72, 150, 157, 199, 253
Lerchensporn 189ff
Leucojum vernum 200
Lignin 252

Liguster, gemeiner 139ff
Ligustrum vulgare 139ff
Liliaceae 91, 99, 116, 124, 129, 243
Liliengewächse 91, 99, 116, 124, 129, 243
Lipide 252, 254
Lobelia inflata 85
Lobelin 85
Lonicera alpigena 146
Lonicera caprifolium 142
Lonicera coerulea 146
Lonicera nigra 146
Lonicera nitida 147
Lonicera periclymenum 142f
Lonicera spec. 99
Lonicera xylosteum 143ff
Loranthaceae 171
Lorbeergewächse 256
Lorbeerkirsche 124, 140, 177ff, 182, 239, 254
Lorbeer-Seidelbast 65
Löwenzahn 195, 250
Lupinen 152ff
Lupinus polyphyllus 152ff
Lycium barbarum 205f
Lycium spec. 136, 170
Lycorin 200
Lysergsäure 258

M
Madagaskar-Immergrün 102
Magenspülung 260
Mahonia aquifolium 218ff
Mahonie 218ff
Maianthemum bifolium 129ff
Maiglöckchen 99ff
Malus spec. 230
Mandragora officinarum 74, 103
Männertreu 85
Märzenbecher 200
Maulbeere 220f
Maulbeergewächse 220
Meerrettich 248f
Meerzwiebel 93
Mehlbeere 147, 232ff

Melilotus spec. 255
Menispermacee 256
Menthol 256
Mespilus germanica 238
Mezerein 256
Minze 256
Mispel 238
Mistel 171ff, 253
Mistelgewächse 171
Mitosegift 118
Mohngewächse 86, 187, 189, 258
Moltebeere 228
Monoterpen 256
Monstera 168
Moraceae 220
Morphin 87, 258
Morus alba 220f
Morus nigra 220f
Mutterkorn 258

N
Nachtschatten, bittersüßer 142, 135ff, 170, 205
– schwarzer 81, 133ff
Nachtschattengewächse 75ff, 81, 83, 105, 131, 133, 135, 205, 207, 208, 257, 258
Narcissus pseudonarcissus 200ff
Narkotin 87
Narzissen 200ff
Nerium oleander 101ff
Nertera granadensis 105
Nicandra physalodes 81, 132, 207f
Nicotiana alata 84
Nicotiana glauca 83
Nicotiana rustica 84
Nicotiana tabacum 83ff
Nicotiana x sanderae 84
Nieswurz 184
– grüne 180
– schwarze 180
– stinkende 180
Nikotin 258
Nikotinintoxikation 85

O
Oenanthe crocata 110
Oenanthe spec. 110
Ölbaumgewächse 139
Öle, ätherische 120, 121, 255f, 256
Oleaceae 139
Oleander 101ff
– gelber 102
Oleanderintoxikation 95
Ölweidengewächse 241
Opioide 254
Orangenbäumchen 105ff
Oxalsäure 259
Oxalsäuregehalt 225

P
Pachysandra terminalis 69
Padus spec. 239
Papaver argemone 87
Papaver dubium 87
Papaver orientale 87
Papaver rhoeas 87
Papaver somniferum 86ff
Papaveraceae 86, 187, 189, 258
Papaverin 87
Paradin 126
Paraffin 256
Paraffinum subliquidum 256
Parasorbinsäure 234
Paris quadrifolia 124ff
Paristyphnin 126
Parthenocissus spec. 224f
Parthenocissus tricuspidata 224
Parthenocissus-Arten 67
Pastinaca sativa 82, 108
Pastinak 82, 108
Paternosterebse 71, 253
Pavie, gelbe 72
Peptide 253
Pernettya mucronata 246
Peru-Apfel 207f
Perückenstrauch 205
Peucedanum spec. 108, 110
Pfaffenhütchen 163ff

Pfeilgift 91
Pferdesaat 110
Pfirsich 239f
Pflanzensäuren 259
Pflanzenstoffe, sekundäre 254
Pflaume 239f
Pfriemenginster 154
Phacelie 187
Phaseolus coccineus 151
Phaseolus spec. 71
Phaseolus vulgaris 150ff, 158
Phasin 150, 253
Phenanthrenalkaloide 258
Pheromone 255
Philodendron- Arten 168
Phorbolester 256
Physaline 209
Physalis alkekengi 81, 207, 208f
Physostigma venenosum 258
Physostigmin 254, 258
Phytolacca americana 197ff
Phytolacca esculenta 197ff
Phytolaccaceae 197
Pikrotoxin 256
Pilocarpin 258
Pilocarpus jaborandi 258
Pimpinella anisum 111
Pisum sativum 159
Platterbse, duftende 150
– wohlriechende 158ff
Poaceae 254
Poinsettie 195
Poison Sumach 205
Poison-Ivy 71, 205
Poison-Oak 71
Pokeweed-Mitogen 199
Polygonaceae 190
Polygonatum spec. 127ff
Polygonatum verticillatum 99
Polyine 107, 110, 259
Polysaccharide 252
Preiselbeere 69, 99, 129
Primel 187
Primelgewächse 202

Primula obconica 187
Primulaceae 202
Proscilarridin 93
Proteine 252, 253
– toxische 171
Proteoanemonin 180, 183, 184
Prunasin 178, 232, 240
Prunus avium 239
Prunus cerasifera 239
Prunus dulcis var. amara 240
Prunus laurocerasus 124, 177ff, 182, 239, 254
Prunus lusitanica 177
Prunus mahaleb 239
Prunus padus 177, 182
Prunus serotina 124, 177, 182
Prunus spinosa 174
Pulsatilla 184
Pulsatilla spec. 89
Pyracantha coccinea 147, 235, 254
Pyrethrum 256
Pyridinalkaloide 258
Pyrrolizidinalkaloide 208
Pyrus spec. 230

Q
Quercus spec. 243
Quitte 237f

R
Rainweide 139ff
Ranunculaceae 88, 180, 181, 183
Ranunculus sceleratus 183ff
Raphiden 168, 259
Rauschbeere 137ff
Rauschmittel 74
Rautengewächse 244, 255, 256
Rauwolfia serpentina 258
Reservestoffe 252ff
Reynoutria sachalinensis 83
Rhamnaceae 174, 176
Rhamnus catharticus 174, 183, 176ff
Rhododendron-Arten 177
Rhus radicans 187, 205

Rhus toxidendron 187
Rhus typhina 187, 204f
Rhus vernix 205
Ribes alpinum 226
Ribes nigrum 226
Ribes rubrum 226
Ribes sanguineum 220
Ribes spec. 226f
Ribes uva-crispa 226
Ricin 72
Ricinus communis 72, 158
Riesen-Bärenklau 108, 185ff
Rittersporn 89, 90, 259
Ritterstern 202
Rizinus 72ff, 158, 253
Rizinusöl 72, 254
Robin 253
Robinia pseudoacacia 156ff
Robinie 156ff, 163, 253
Robinienblüten 71
Rosa spec. 240f
Rosaceae 177, 228, 229, 230, 231, 232, 234, 235, 236, 238, 239, 240, 254
Rose 240f
Rosengewächse 177, 228, 229, 230, 231, 232, 234, 235, 236, 238, 239, 240, 254
Roßkastanie 77, 255
Rubus caesius 229
Rubus chamaemorus 228
Rubus phoeniculasius 229
Rubus saxatilis 229
Rubus spec. 228f
Rumex acetosa 190ff
Rutaceae 244, 255, 256

S
Saatwicke 158ff
Sachalin-Knöterich 83
Sadebaum 121ff
Sambucus ebulus 211f
Sambucus nigra 210f
Sambucus racemosa 147, 212f
Sanddorn 241

Saponine 98, 101, 104, 124, 126, 150, 175, 177, 180, 243, 256,
Sarcococca humilis 69
Saubohne 159
– dicke 155ff
Sauerdorn 216ff
Sauerdorngewächse 216, 218
Schattenblume, zweiblättrige 129ff
Scheinbeere 246
Scheinerdbeere, indische 230
Scheinquitte 237f
Scheinzypresse 120, 121
Schierling 258
Schierling, gefleckter 107, 111ff
Schierlingssamen 111
Schlafmohn 86ff
Schlangenwurz 165ff
Schlehe 174
Schmerwurz 169ff
Schmetterlingsblütengewächse 69ff, 150, 152, 153, 155, 156, 158, 160, 162, 253, 254, 257
Schneeball, gemeiner 147ff, 149
– wolliger 149ff
Schneebeere 246
– weiße 213f
Schneeglöckchen 200
Schöllkraut 187ff
Schönfrucht 245
Schwalbenwurz 102
Schwalbenwurzgewächse 102
Schwarzwurzel 82
Scopolamin 74, 76, 79
Scopolia carniolica 74
Scorzonera hispanica 82
Scrophulariaceae 96
Secoiridoide 142
Seidelbast 63ff, 256
– gestreifter 65
Seidelbastgewächse 63ff
Sellerie 110
Senecio jakobaea 192ff
Senfölglukoside 255
Sesquiterpene 256

Sesquiterpenlactone 195
Silaum silaus 110
Skimmia x foremanii 65, 244
Skimmie 65, 187, 244
Sonchus spec. 195
Solanaceae 75ff, 77, 81, 83, 105, 131, 133, 135, 205, 207, 208, 257
Solanin 132
Solanocapsin 106
Solanum dulcamara 135ff, 142, 170, 205
Solanum nigrum 81, 133ff
Solanum pseudocapsicum 105ff
Solanum tuberosum 131ff
Sonnenwendesamen 258
Sorbus aria 147
Sorbus aucuparia 147, 254
Sorbus spec. 147, 232ff
Spargel 243ff
Spartein 153, 257
Spartium junceum 154
Spathiphyllum 168
Spindelbaumgewächse 163
Spitzklette 72
Stachelbeere 226
Stachelbeergewächse 226
Stechapfel 72, 74, 258
- weißer 77ff
Stechapfelarten 75
Stechpalme 122ff
Stechpalmengewächse 122
Steinbeere 229
Steinkleearten 255
Steinweichsel 239
Steroidalkaloide 69, 134, 136, 258, 257
Stinkwacholder 121f
Strukturstoffe 252ff
Strychnin 258
Sumachgewächse 204
Sumpfkalla 165ff
Süßgräser 254
Symphoricarpus spec. 246
Symphoricarpus albus 213f
Symphoricarpus orbiculatus 215f

T
Tabak 258
- virginischer 83ff
Tamus communis 169ff
Tanacetum cinerariifolium 256
Tannine 235, 259
Taraxum officinale 195, 250ff
Taxaceae 61ff
Taxol 256
Taxus baccata 61
Taxus brevifolia 63, 256
Terpenabkömmlinge 121
Terpenalkaloide 258
Terpene 255f
Teufelszwirn 205f
Thebain 87
Theobromin 124
Thevetia peruviana 102
Thiocyanat 179
Thuja occidentalis 119ff
Thuja orientalis 119ff
Thuja plicata 120
Thujon 256, 260
Thunbergs Berberitze 218
Thymelaeaceae 63ff
Tollkirsche 74ff, 258
Torfmyrte 246
Totentrompete 80
Toxalbumine 157, 253
Tränendes Herz 89
Traubenholunder 147, 212f
Traubenkirsche 140, 177, 182, 239
- spätblühende 124
Triterpensaponine 142, 199
Trollblume 89
Trollius europaeus 89
Tropanalkaloide 206, 258
Trunkelbeere 137ff
Tulpe 52, 200

U
Urginea maritima 93

V

Vaccinium myrtillus 139
Vaccinium uliginosum 137ff
Vaccinium vitis-idaea 69, 129
Valeriana spec. 91
Veratrum album 91ff, 180, 258
Veratrum nigrum 91
Verbenaceae 172, 245
Viburnum acerifolium 149
Viburnum lantana 149ff
Viburnum opulus 147ff
Viburnum rhytidophyllus 150
Viburnum sieboldi 149
Vicia faba 155ff
Vinblastin 102, 260
Vinca major 102
Vinca minor 102
Vincaalkaloide 260
Vincristin 102, 260
Viscotoxine 171
Viscum album 171ff, 253
Vitaceae 224
Vitamin-C-Gehalt 218
Vitis vinifera 225
Vogelbeere 232ff
Vogelkirsche 239

W

Wacholder, gemeiner 121
Waldgeißblatt 142ff
Waldmeister 255
Waldrebe 184
Wandelröschen 172ff, 256
Warzenkraut 187ff
Wasserschierling 108ff, 259
Weihnachtsstern 196
Wein, wilder 224f

Weinbeere, amerikanische 67
– japanische 229
Weinrebengewächse 224
Weintraube 225
Weißdorn 65, 234f
Weißwurz, qirlblättrige 99
– vielblütige 127
Weißwurzarten 127ff
Wermut 256
Wicke 150
Wiesen-Bärenklau 185ff
Wiesen-Sauerampfer 190ff
Wiesensilge 110
Windröschen 184
Wistaria sinensis 162ff
Wolfseisenhut 89
Wolfsmilcharten 195ff
Wolfsmilchgewächse 72ff, 195, 256
Wunderbaum 72ff, 197

X

Xanthium spec. 72

Y

Yamswurzgewächse 169

Z

Zantedeschia spec. 168
Zaunrübe 136, 170, 205
– rotbeerige 99, 103ff, 142
– schwarzbeerige 67, 103ff, 133
Zellulose 252
Zimmerkalla 168
Zwergholunder 211f
Zwergmispel 231f, 254
Zypressengewächse 119, 121, 256
Zytostatika 260

Über den Autor

Der Autor ist Internist und Nephrologe und arbeitet an einem großen Krankenhaus. Seit früher Jugend ist er begeisterter Hobby-Botaniker und interessiert sich speziell für die Systematik der Blütenpflanzen.

Neben wissenschaftlichen Arbeiten im Bereich der Medizin hat er zahlreiche botanische Fragestellungen bearbeitet und publiziert, u.a. Bestimmungshilfen zur sicheren Identifizierung problematischer Artengruppen. Er ist Mitautor der renommierten tropischen „Flora Malesiana" und hat einige Zeit am Rijksherbarium im niederländischen Leiden gearbeitet.

Bestimmungsschlüssel A

Früchte
(S. 19)

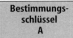

Bestimmungsschlüssel B

grüne Pflanzenteile
(S. 46)

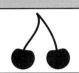

Bestimmungsschlüssel C

Wurzeln
(S. 51)

Bestimmungsschlüssel D

Zierpflanzen
(S. 57)

Bestimmungsschlüssel 0	Bestimmungsschlüssel 1	Bestimmungsschlüssel 2–11 beerenartige Früchte	Bestimmungsschlüssel 12
Samen (S. 19)	**Schoten** (S. 20)	**Früchte** (S. 23)	**Kapseln** (S. 43)

Bestimmungsschlüssel (2–11) der beerenartigen Früchte

Fruchtgröße	Anzahl der Kerne	Fruchtfarbe			
		rot, braun, gelb	*schwarz, blau, violett*	*grün*	*weiß*
kirschgroß und größer		**4** S. 28	**5** S. 29	**8** S. 34	**11** S. 41
kleiner kirschgroß	mit mehreren Kernen	**3** S. 24	**7** S. 31	**10** S. 36	**11** S. 41
kleiner kirschgroß	mit einem Kern	**2** S. 23	**6** S. 30	**9** S. 35	**11** S. 41

Kapitel 4

Beschreibungen der Pflanzen

(S. 61–250)